Wilinukann

Claire Hooton

Guía fácil de Tai Chi

Traducción de Delia Mateovich

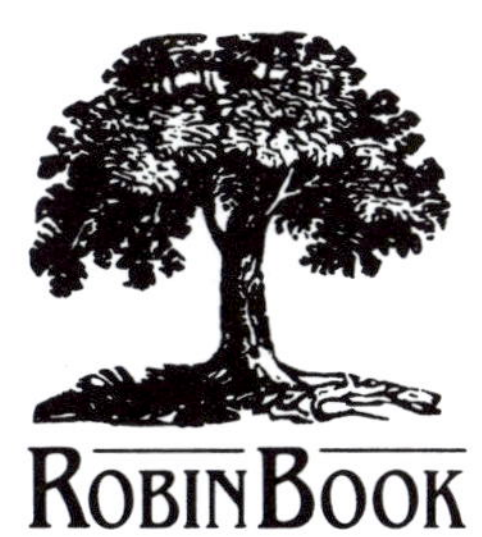

RobinBook

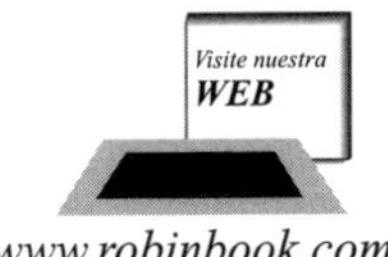

www.robinbook.com

Título original: *T'ai chi for beginners.*

© 1996, Claire Hooton.
© 1997, Ediciones Robinbook, SL.
  Aptdo. 94.085 - 08080 Barcelona.
  This edition, published by arrangement with Perigee Books a member of
  Penguin Putnam, Inc.
Diseño cubierta: Regina Richling.
Fotografía: Ed Taylor.
ISBN: 84-7927-216-3.
Depósito legal: B-26.135-1997.
Impreso por Limpergraf, c/ del Río, 17, 08291 Ripollet.

Impreso en España - *Printed in Spain*

Para mi hijo Hart

Agradecimientos

Muchas personas han contribuido a hacer realidad este libro. Un agradecimiento especial para David Myers, que me ha brindado su sabiduría de escritor y su valioso apoyo, y a mi editora, Sheila Curry. También estoy agradecida a mi agente, Nancy Love, quien un día me dijo: «Claire, ¿por qué no escribes un libro sobre Tai Chi?». Todo mi reconocimiento también para Coco Myers, David Monet y James Stiles, personas de gran talento, por sus importantes contribuciones. Y para Sarah Wolins, mi discípula y amiga, por probar las posiciones conmigo.

Y por último están todas aquellas personas que aportaron colaboraciones voluntarias en apoyo de esta aventura. Gracias a Cal Pozo, Chris Kraus, Susan Brockman, Cella Irvine, Daniel Rowen, David Stiles, Sabina Lanier y Sue Mingus.

A lo largo de los años de mi práctica del Tai Chi destaca un nombre: el del fallecido Lou Kleinsmith, un gran mentor que inspiró en mí el deseo de enseñar, pues él fue un maestro excepcionalmente creativo y dichoso de la Forma.

«Ponte de pie como una balanza y camina como una rueda.»
Wang Chung-Yueh,
El Tratado sobre Tai Chi Ch'uan, 1791

Prefacio

Tai Chi Ch'uan es...

El Tai Chi Ch'uan es un antiguo ejercicio chino que data del 1100. Llega a nosotros como una técnica de movimiento con las rodillas ligeramente flexionadas, en forma lenta y continua, en una secuencia en la cual cada movimiento nace de y hacia el siguiente. Estos movimientos fueron diseñados para dar equilibrio y flexibilidad al cuerpo, con el objeto de defenderse de un enemigo (Tai Chi es el arte marcial por antonomasia) y de prevenir la enfermedad y aumentar la longevidad.

Existen cinco formas principales de Tai Chi: Yang, Wu, Ho, Sun y Chen. Mi experiencia se basa en la Forma Breve del estilo Yang, que he aprendido del venerado Gran Maestro Cheng Man-ch'ing, quien la adaptó de la Forma Completa del estilo Yang. El estilo Yang (en su versión breve o completa) es la forma más universalmente practicada y aceptada en la actualidad.

La Forma del Principiante, que se expone en este libro, consta de veinte pasos que constituyen el primer tercio de la Forma Breve del estilo Yang. Estos veinte pasos no son de ninguna manera una simplificación o una versión resumida del Tai Chi. Le enseñarán un nuevo lenguaje de movimiento, a relajarse profundamente, a lograr el alineamiento de la columna vertebral y, por último, a liberar el *ch'i*, el flujo de energía. Un conocimiento sólido del primer tercio de la forma –de sus principios y técnicas– es clave para el dominio del Tai Chi.

Introducción

Un domingo por la mañana de hace casi treinta años me encontré con unos amigos en el Barrio Chino de Nueva York para compartir con ellos un desayuno *dim sum.*[1] Enfrente del restaurante situado en el segundo piso de un edificio comercial había un gran letrero que decía «Tai Chi Ch'uan Association». Pregunté qué significaba y una amiga que estaba en la mesa dijo que creía que era una especie de ejercicio chino. Entonces, intrépidamente cruzamos la calle decididos a echar un vistazo.

Subimos las escaleras y nos asomamos a la puerta abierta de una gran habitación. Un hombre chino vestido con ropas negras dirigía una clase de treinta o cuarenta personas de diversas edades. De inmediato percibí en la habitación una paz desconocida. Los alumnos daban la impresión de no estar haciendo nada y todo a la vez. Era algo misteriosamente sutil.

Me matriculé para asistir a las clases. Mi primer recuerdo es el de hallarme de pie en una larga fila detrás del maestro, tratando de imitar sus movimientos. Los movimientos no parecían particularmente complejos, pero de hecho los pasos eran tan precisos que –aunque entonces yo era actriz y estaba bastante acostumbrada a adoptar y aprender nuevos gestos y actitudes–

1. Tentempié cantonés.

mi cuerpo no podía aproximarse fácilmente a las posiciones. ¿Por qué algo aparentemente tan simple resultaba tan difícil?

Cuando pasábamos a un nuevo paso, teníamos que mantener la posición mientras el Gran Maestro Cheng Man-ch'ing, o Profesor, como se le llamaba, corregía nuestras posturas.

El Profesor tocaba varios puntos de mi cuerpo para decirme con su mano (no hablaba ni una palabra de inglés) dónde tenía que liberar tensión. Cuando me presionaba el pecho con su mano, yo experimentaba una sensación punzante, como si me hubiese atravesado una bala. Luego, de pronto sentía el pecho y los brazos livianos, como si todo el peso de mi cuerpo se hubiese desplazado hacia mis piernas, y mis piernas se volvían más pesadas, como si estuviesen enraizadas en la tierra. En esa época esto era para mí una sensación extraña, casi inquietante. No tenía idea de adónde me llevaría el Tai Chi. Pero mi instinto me decía: «Esto es una experiencia extraordinaria; estoy en la senda correcta. Mi cuerpo dice *sí*.»

No me preocupaba por llegar precipitadamente al final de la forma completa para ver qué revelaba. Comencé a disfrutar el modo en que cada nuevo paso se engranaba con el siguiente. Salía de las rigurosas sesiones sintiéndome vigorizada más que exhausta. Recuerdo que me agradaba la manera en que comenzaba a sentirse mi cuerpo. Tenía más vigor. Y estaba aprendiendo a mantenerme en un alineamiento correcto: una sensación maravillosa.

Además, a diferencia de otros ejercicios que había practicado, el Tai Chi requería un esfuerzo mental constante e intenso, con el resultado de que mi mente nunca se dispersaba y yo nunca me aburría. Con el objeto de hacer las posiciones, o formas, del Tai Chi, mi mente tenía que enviar instrucciones muy sutiles a mi espalda, mis piernas, mis brazos y mis manos. Todas las partes del cuerpo tenían que moverse en sincronía.

El ejercicio hizo muchísimo por mí. Me tranquilizó. Los pensamientos errantes que se aglomeran en la cabeza y vician la energía de uno perdían su poder cuando comenzaba a centrarme en mover mi cuerpo hacia el equilibrio exacto requerido por la forma. Finalmente, perdí todo exceso de peso. Puesto que la forma requiere que las rodillas estén totalmente flexionadas, mi estómago y mis muslos se fortalecieron. Hasta entonces solía cansarme luego de caminar un kilómetro en la ciudad; ahora no me cansaba nunca y las caminatas empezaron a encantarme. Ya no me preguntaba en qué me había metido. En realidad, había entrado en un mundo nuevo y profundo, o, para ser exactos, en un mundo antiguo y profundo, que se remonta a la historia antigua de China.

Los antiguos chinos en sus primeros documentos escritos revelan una cultura entregada al objetivo supremo de hallar un secreto para alcanzar la inmortalidad, o, en última instancia, para gozar de una vida muy larga. Con este fin, trataban de entender el modo en que vibraba el universo. Estudiaron la naturaleza, no para controlarla, sino para aprender de ella. Por ejemplo, en la historia antigua de China hay un relato sobre el Diluvio Universal. Durante la catástrofe, las aguas se estancaron e infectaron la tierra, lo cual provocó una plaga. A partir de ello, el emperador de la época dedujo que, de la misma manera, cuando la gente se estanca, enferma. Entonces ordenó a toda su gente que realizase una serie de ejercicios llamados las Grandes Danzas, destinados a favorecer el flujo de energía comparable al flujo incesante de un río.

Desde los tiempos más remotos los chinos creían que la salud de una persona está inextricablemente ligada al flujo de energía a través de su cuerpo. Contaban con personas dedicadas a observar si las hierbas aumentaban la energía para aliviar ciertos problemas. Analizaban el cuerpo humano e inventaban posturas para curar dolencias específicas. Cada enfermedad tenía su propio ejercicio. Aunque no hacían disecciones anatómicas, porque el cuerpo era considerado sagrado, sabían que el corazón era el órgano principal que bombeaba la sangre en una trayectoria circular continua y que esa circulación era la corriente vital.

El concepto central de estas investigaciones y del Tai Chi Ch'uan era lo que los chinos llaman el *ch'i* (una palabra diferente al *chi* del Tai Chi Ch'uan, que significa «primordial»). *Ch'i* es lo que apuntala a todo lo que existe. La idea de esta energía vital no es de ningún modo exclusiva de China; los griegos la llamaban *pneuma*, los romanos la llamaban *spiritus* y en el Occidente moderno comúnmente nos referimos a ella como la *fuerza vital* o nuestro campo electromagnético. La interpretación China del papel de esta energía vital en nuestras vidas cotidianas era, y es, única: creían, y creen en la actualidad, que cuando el flujo de *ch'i* a través del cuerpo está restringido o bloqueado, por un trauma físico o mental, ello genera enfermedad, y que la cura de tal enfermedad consiste en eliminar el bloqueo y restablecer el flujo libre del *ch'i*. La acupuntura, por ejemplo, se utiliza para desbloquear el *ch'i*, pero el método supremo –supremo no sólo porque puede ser autoadministrado por cualquiera en cualquier momento, sino también porque es tanto prevención como cura– es el Tai Chi Ch'uan.

Junto con la prescripción de hierbas y la realización de ejercicios de energía, los chinos desarrollaron técnicas de respiración lenta y profunda que solían durar horas. «Los hombres de antaño respiraban hacia sus talones», se decía. Creían que si una persona estaba tensa debido a una preocupación o a una aflicción, la respiración se hacía superficial y dificultosa, lo cual, a su vez, impedía que la sangre circulase eficazmente. Hay que serenar a la mente así como ejercitar el cuerpo. Para asegurarse una buena salud es necesario asistir al cuerpo y a la mente.

Los chinos también estudiaron el comportamiento animal en busca de indicios para la salud y la longevidad. «Como un medio para gozar de una vida larga», dijo Chuang Tzu, un filósofo de la escuela taoísta del siglo IV a. de C., «hay que pasar algún tiempo como un oso aletargado.» «Hay que imitar el aleteo del pato, la danza del simio, la mirada fija del búho, el agazapamiento del tigre, los zarpazos del oso», decían otros.[2]

En el año 300 un cirujano llamado Hua To desarrolló una serie de movimientos basados en el modo en que se mueven los animales y la llamó «Los Retozos de los Cinco Animales» (tigre, ciervo, oso, mono y pájaro).[3] Unos cuatrocientos años más tarde, los movimientos fueron vinculados a una pauta continua. Esta continuidad de movimiento dio como resultado una profundización de la concentración y de la fuerza del ejecutante, y fue la precursora del Tai Chi como una forma. Es bastante extraordinario observar que algunos de los mismos nombres de las posturas que evolucionaron a partir de estas primeras imitaciones de animales siguen utilizándose en nuestra forma en la actualidad, tales como «El fénix bate sus alas» (en la versión actual, «La cigüeña despliega sus alas»). Otros nombres de las posturas, como «Latigazo único», derivan de las antiguas técnicas marciales indicando el modo en que la forma se utiliza contra un oponente.

A lo largo de los siglos China osciló entre períodos de guerra y reinos que fueron esencialmente pacíficos. Sin embargo, había una presión constante de los potenciales invasores que intentaban apoderarse de sus tierras. El emperador mantenía siempre un ejército permanente, pero dentro de cada templo individual los monjes tenían que protegerse (sin ayuda del gobierno) de los ataques de los bandidos.

El entrenamiento marcial en cada monasterio era bastante diferente del que tenía el ejército. En los monasterios ese entrenamiento era mucho más riguroso, sutil e intenso. Para aprender el perfecto control de sus cuerpos, mentes y espíritus, los religiosos entrenaban su *ch'i* hasta un nivel mucho más profundo del que se alcanzaba en el resto de la sociedad. Este en-

2. Sophia Delza, *Tai Chi Chuan* (State University of New York Press, 1985), p. 7.
3. Ibid.

trenamiento estaba integrado en las formas de artes marciales que utilizaban, y esas prácticas y meditaciones se transmitían secretamente en los monasterios.

Fue en esos monasterios, diseminados por todo el territorio, donde se desarrollaron las diferentes formas de las artes marciales que dieron origen a dos escuelas básicas: la escuela de ejercicio «externo-extrínseco», donde la acción muscular es intensa y forzosamente produce energía, y la escuela moderada «interno-extrínseca», donde la acción es no agresiva y flexible. La escuela moderada es la base del Tai Chi Ch'uan como lo conocemos hoy en día.

El mérito de la formalización de la serie de ejercicios de estilo moderado en un conjunto unificado corresponde a un monje taoísta, Chang San-feng, que desarrolló su actividad alrededor del 1100. Según la leyenda, sucedió que un día Chang San-feng iba caminando por el bosque cuando se encontró a una grulla luchando con una serpiente. La grulla atacaba a la serpiente con su largo pico haciendo acometidas directas y desmañadas. La serpiente fue capaz de evitar a la grulla cambiando su forma y posición (permaneciendo muy flexible y elástica), deslizándose y luego contraatacando rápidamente mientras el ave seguía dedicada a su estocada original. El monje dedujo de esto que un oponente más débil tendría posibilidad de vencer a uno más fuerte si se volvía flexible y escurridizo. Incorporó esta lección a una versión nueva y más moderada de un arte marcial y, al mismo tiempo, a un ejercicio para promover la salud.

Tai Chi Ch'uan se traduce libremente como «el arte marcial supremo y esencial». *Tai* quiere decir «supremo», *chi* significa «esencial» y *ch'uan* «puño». Mientras la palabra *ch'uan* caracteriza el aspecto de arte marcial de la disciplina, el ejercicio era (y es) igualmente considerado un medio para la salud y la longevidad.

Esencial para el Tai Chi es el Taoísmo, que nos enseña a actuar sin forzar, a movernos de acuerdo con el flujo de la naturaleza, no a exigir, presionar o insistir. En el Tai Chi, cuerpo y mente son entrenados deliberadamente no para contrarrestar fuerza con fuerza, sino para apartarse del camino, para evaporarse. La fuerza pierde su efecto porque no hay nada para recibirle. Un maestro de Tai Chi parece no tener huesos en su cuerpo. Si se le toca, es como un fantasma, ¿dónde se ha ido?

Si observa una pintura china, verá que los paisajes son inmensos, con enormes montañas y vastos cielos, y que las personas representadas en él son diminutas, casi minúsculas. Los chinos se sentían intimidados por la vastedad y el misterio del universo, de la naturaleza. Por el contrario, el arte occidental coloca al hombre, de gran tamaño, en el centro del lienzo, teniendo como telón de fondo a la naturaleza. En ciertos detalles de la pintura europea primitiva (por ejemplo, globos terráqueos, mapas, sextantes, telescopios) es evidente que su fuerza impulsora es la nueva excitación del hombre al descubrir cómo controlar a la naturaleza. Los chinos, en cambio, con su reverencia por la naturaleza, buscaban emerger con ella para ajustarse a la «gran realidad».

Las dos principales escuelas filosóficas chinas de importancia duradera para los chinos, el taoísmo y el confucionismo, adoptan varias ideas profundamente arraigadas en la disciplina del Tai Chi Ch'uan. El taoísmo es un sistema de pensamiento basado en un estudio del modo en que el universo funciona realmente: los seres humanos reverencian y sucumben a sus misterios insondables para estar en armonía con las leyes fundamentales de la naturaleza y no en rebelión frente a ellas. El confucionismo, por otra parte, es un sistema que enseña la conducta correcta: el cultivo de la rectitud con el objeto de llevar una vida serena y ordenada en cooperación con los demás integrantes de la sociedad.

El Tai Chi Ch'uan requiere que quien lo practica no sea agresivo en la acción (taoísmo) y mantenga un control firme, sereno y preciso de las acciones de la forma (confucionismo).

El Tai Chi Ch'uan es tan antiguo como esas grandes filosofías; sus orígenes se remontan a veintitrés siglos atrás. Como un gran clásico de la literatura que ha perdurado porque ha resistido la prueba del tiempo, el Tai Chi Ch'uan ha sido durante siglos el ejercicio preferido de millones de chinos, que cada día al alba y al atardecer van a los parques de las ciudades y del campo y se entregan a esos movimientos rítmicos, semejantes a los de un ballet, a fin de centrarse y sentirse vigorizados. Los jóvenes, los ancianos y los muy ancianos llevan años cultivando esta práctica. El Tai Chi Ch'uan es único en su aptitud para ser adoptado por personas de todas las edades y de todas las condiciones físicas.

El Tai Chi no requiere ningún equipo especial. Todo lo que se necesita son ropas lo suficientemente holgadas como para permitir moverse libremente y zapatos planos con suelas que no se adhieran al suelo. Puede practicarse en un espacio de no más de 1,20 o 1,50 m. Y puede hacerse en un período de diez minutos o menos, en cualquier momento del día, aunque es preferible practicarlo al alba, que es cuando vigoriza y centra. Como dijo el Gran Maestro Cheng Man-ching, la mañana es la mejor hora para absorber el Ch'i del Cielo. Cuando sea posible, vuelva a hacer la forma por la noche antes de acostarse, a fin de que sus movimientos suaves y fluidos disuelvan la fatiga y las tensiones del día. El Tai Chi es «manejo del estrés» en su forma más clásica y elegante.

Por todas sus ventajas prácticas, el principal atractivo del Tai Chi para los nuevos adeptos procede básicamente de la extraordinaria belleza de la forma, de su encarnación de la paz total.

Los principios

En el Tai Chi, mente y cuerpo alcanzan, en términos ideales, una coordinación completa. Esta armonía mente-cuerpo es la premisa de la que derivan los principios del Tai Chi. Los movimientos corporales son los principios en acción. Estos ocho principios, como los enseño en mis clases, son: Alineamiento, Relajación, Lentitud, Continuidad, Circularidad, Polaridad, Concentración y Centro.

Alineamiento

Aunque el Tai Chi se efectúa con las rodillas ligeramente flexionadas, el torso debe tener la verticalidad de una plomada, desde la coronilla hasta la base de la columna vertebral, pues es este perfecto alineamiento de la columna lo que permite que el *ch'i* –la energía vital– fluya sin esfuerzo a través del cuerpo.

Cuando piense en su propio alineamiento (o falta de él) quizá le resulte útil visualizar ese juego infantil en el que los niños apilan cubos, uno sobre el otro, y recordar que si uno de los cubos es desplazado ligeramente de su sitio, toda la columna se tambaleará o se desmoronará.

Por supuesto, aunque no sea muy probable que nuestros propios cubos –cabeza, cuello, pecho, pelvis, muslos y pies– estén en línea recta, eso no quiere decir que necesariamente nos tambalearemos o nos desmoronaremos. Por muy fuera de alineamiento que podamos estar, desde la infancia hemos aprendido a mantenernos erguidos y a conservar nuestro equilibrio tensando inconscientemente ciertos músculos y tendones. Lamentablemente, esta tensión que nos ayuda a mantenernos en nuestro sitio no sólo es un drenaje oculto de nuestra energía, sino que también puede inhibir el flujo libre y sano de la sangre y del oxígeno a través de nuestro cuerpo.

Entre otras cosas, el Tai Chi le ajustará a su verdadera línea central de equilibrio. Y, con el tiempo, este ajuste, con todas sus ventajas realzadoras de la energía, se volverá natural y permanente. Mientras tanto, antes de dar el primer paso en Tai Chi es esencial que se ponga en línea lo mejor que pueda. Ubíquese de pie con los pies separados a una distancia equivalente al ancho de los hombros, manteniendo las rodillas ligeramente flexionadas. Ahora...

Levante la cabeza. Imagine que su cabeza está suspendida en la coronilla por una cuerda que cuelga del cielo raso. Sus ojos miran directamente hacia adelante; su nariz está en línea con su ombligo; su lengua descansa sobre la parte superior del paladar detrás de los dientes incisivos.

Afloje la barbilla. Bájela y llévela lentamente hacia adentro. Si la barbilla sobresale un poco y usted trata de sostener un libro sobre la cabeza, el libro se caerá. Aunque la acción de levantar la cabeza y aflojar la barbilla llevándola hacia adentro puede resultar incómoda al principio, enderezará el cuello, la región cervical de la columna vertebral, que es crucial para un alineamiento adecuado.

Acomode los hombros. Los brazos y las manos están a los lados del cuerpo. Si están detrás del cuerpo, el pecho sobresaldrá; si están delante, los hombros se curvarán.

Hunda el pecho. Para hundir el pecho adecuadamente, aspire hondo y luego espire lentamente como si el aire estuviese saliendo de un globo. Al mismo tiempo, deje caer la caja torácica y sentirá que su centro de gravedad se desplaza desde la parte superior del cuerpo hasta la inferior. Ahora el peso de su cuerpo está distribuido correctamente: más liviano en la parte superior, más pesado en la base. Cuando vuelva a aspirar, piense que la respiración asciende desde la base de la columna hacia cada vértebra hasta la parte superior de la cabeza. Luego espire hacia abajo por el canal de la espalda. Cuando practique esto, presione el pecho hacia abajo con la mano mientras aspira lentamente y espire para asegurarse de que el pecho no se eleve.

Deje caer la rabadilla. Póngase una mano sobre la base de la columna. Ahora empuje suavemente la rabadilla hacia adelante y abajo, sin tensar las nalgas. Si esto se hace correctamente, la región lumbar se hinchará. Para mantener la columna recta, imagínese una cuerda atada a la rabadilla: en el otro extremo de la cuerda hay un peso de cuatro mil kilos que lleva la rabadilla hacia abajo.

Abra las articulaciones. Puesto que el Tai Chi suele requerir que se equilibre la mayor parte del peso del cuerpo sobre una u otra pierna, la tendencia es tensar los músculos que rodean a las articulaciones –particularmente en las rodillas y en los tobillos– con el objeto de mantener una posición. Cuando practique las posturas, dos cosas le ayudarán a eliminar esta tensión. Primero, las piernas se volverán naturalmente más fuertes. Segundo, mediante el realineamiento descubrirá su centro de gravedad, la línea central de equilibrio, lo cual le permitirá estar tan verdaderamente estabilizado, con una u otra pierna sólidamente arraigada al suelo, que podrá liberar la tensión de las articulaciones.

Todos los movimientos y posiciones deberían explorarse con una sensación de soltura corporal. Nunca debe adoptar una postura con rigidez. Piense en los movimientos de un mimo, que es un maestro del control, aunque siempre con fluidez y flexibilidad.

La siguiente es una revisión rápida de los puntos clave de la postura:

- Cabeza suspendida por una cuerda desde lo alto.
- Mirada hacia adelante.
- Nariz en línea con el ombligo.
- Lengua sobre el paladar superior detrás de los dientes incisivos.
- Barbilla hacia adentro.
- Pecho hundido.
- Brazos a los lados.
- Rabadilla hacia abajo.
- Articulaciones abiertas.
- Pies plantados firmemente sobre el suelo.

Relajación

La relajación, como se entiende en el Tai Chi, significa liberarse de las rigideces del cuerpo y de las resistencias de la mente. El método que utilizo para aprender a relajarse es una especie de diálogo en el cual la mente habla al cuerpo y el cuerpo habla a la mente. Las palabras claves de este diálogo son: *dejarse caer, ablandarse, liberarse, abandonarse.*

Por ejemplo, si está preocupado, los músculos de su frente estarán tensos. Diga a la frente que se libere y sienta que el entrecejo se afloja. Este aflojamiento físico es, a su vez, el modo en que el cuerpo dice a la mente que se libere de su preocupación.

Sienta sus *hombros*. Si están tensos, dígales que se dejen caer y se ablanden. Para entender la sensación de hombros relajados, levántelos hacia las orejas y luego déjelos caer. Esto tiene un efecto calmante sobre la mente, que es similar al acto corriente de hacer una pausa y respirar hondo. Pero puesto que es más físico, su mensaje a la mente resulta más convincente.

¿Su *pecho* está duro y tenso? Es probable que esté hinchado, como en posición de firmes, de un modo que hace que su cuerpo esté pesado en la parte superior y, sin ser consciente de ello, le obliga a tensar los músculos para mantenerse en equilibrio.

Deje caer la caja torácica. Recuerde que su verdadero centro de fuerza no está en el pecho, sino en la barriga, unos tres centímetros por debajo del ombligo, en la zona que los chinos llaman el *tan-tien.*

La *pelvis* es otra zona que suele presentar una rigidez imprevista. Póngase una mano sobre el hueso de la cadera y flexione un poco las rodillas. Ahora diga al hueso de la cadera que se libere, que se ablande. Al principio será difícil sentir si esto se produce, pero con el tiempo estará en condiciones de discernir en qué lugar están tensos su estructura ósea y sus músculos, y aprenderá a dirigir la mente hacia cada parte de su cuerpo para eliminar la tensión.

Cuando aprenda las pautas de la forma, sus *piernas* adoptarán posiciones que normalmente no utiliza. Puede sentirse rígido mientras intenta las formas. Tóquese los músculos de los muslos y de la pantorrilla y verifique si están tensos. Disuelva la tensión en la pierna que soporta la mayor parte del peso del cuerpo; ahora debería sentir la otra pierna como si fuese la de una muñeca de trapo. Cuando desplaza el peso de una pierna a la otra, la tendencia es apretar el músculo del muslo que va a recibir el peso. Pero el desplazamiento del peso nunca debería hacerse de esa manera; en cambio, debería sentir la transferencia del peso como una «entrega» a la gravedad, como una liberación, no como una presión. Con la mente dirigiéndolo constantemente, el peso de su cuerpo se dejará caer más y más hacia la base de los pies, que están enraizados en la tierra.

Sobre todo, relajarse quiere decir eliminar toda resistencia mental y física. Cuando las preocupaciones acosan a la mente, debe aprender a no luchar contra ellas, sino simplemente dejar que vengan y se vayan. Cuando ahonde en su comprensión filosófica del Tai Chi estará poniendo en práctica la doctrina profunda de no-resistencia que reside en el centro de lo que se ha llamado «ese gran sistema de perfeccionamiento humano».

Lentitud

El Tai Chi tiene una belleza misteriosa. Quienes lo practican se mueven lentamente, como si estuviesen inmersos en agua desde el cuello hacia abajo. Si alguna vez ha corrido por la playa y se ha sumergido en el mar, habrá sentido que la súbita resistencia del agua modificaba su velocidad. Debe reducir la velocidad. En realidad, usted cede a la presión que hay a su alrededor y deja que el agua guíe sus movimientos. Este cambio de concentración, este alejamiento de su propio ser personal hacia una mayor conciencia y conexión con la naturaleza, brinda a la persona que realiza la forma un enfoque intenso y sublime.

La lentitud que se produce al creer que se mueve a través de aguas imaginarias le da tiempo para lograr el equilibrio impecable que requiere cada forma. Además, al experimentar el aire como pesado, como el agua del mar, uno se siente más liviano, con mayor capacidad para flotar. Uno se esfuerza por alcanzar esa liviandad, puesto que el objetivo del Tai Chi es eliminar la rigidez en el cuerpo y llegar a ser flexible y maleable como un alga.

Continuidad

Unido al principio de lentitud va el principio de continuidad. El Tai Chi debería hacerse a un ritmo lento y sostenido, sin ninguna interrupción. Esto requiere una concentración diligente. Tenga cuidado de no descartar ciertas transiciones entre movimientos, por más que los realice con rapidez y sin coherencia. En el Tai Chi cada compás de cada paso, por insignificante que pueda parecer, se realiza con idéntico respeto y atención. Para entender el concepto de continuidad, a los chinos les complace representar el proceso manual de la seda a partir del capullo. Hay que tirar de la hebra de manera muy lenta y sostenida, pues si se produce un tirón súbito, el hilo se romperá. La hebra también se romperá si se la deja floja y luego se vuelve a tirar de ella. Considere a la forma como un tirón delicado y continuo de la hebra.

Una tendencia natural por parte del principiante es detenerse por completo entre una y otra postura. En cambio, lo que debe hacerse es mantener el movimiento en marcha. Cuando llegue al punto máximo de una postura debe estar preparado para enlazar con el siguiente, como el flujo y reflujo de las olas del mar.

Circularidad

El Tai Shi se realiza de manera circular. Sus movimientos son un flujo continuo de círculos, arcos, óvalos, espirales, ondulaciones. No hay ningún ángulo, canto o línea recta. Imagine una pelota de ping-pong flotando sobre el agua. Si tratase de sumergir la pelota bajo el agua, se escabulliría y se pondría a girar en redondo. Mientras usted gira y ondula su cuerpo, no ofrece a su oponente ningún punto para cogerlo y controlarlo (piense por un momento en el Tai Chi como el arte marcial defensivo supremo). Vale la pena volver a destacar que muchos de los pasos del Tai Chi conservan todavía sus nombres de arte marcial originales. Sin embargo, el Tai Chi como sistema de autodefensa no tiene que preocuparle en esta etapa, si es que llega a hacerlo en algún momento. Más allá de las artes marciales, esos movimientos ágiles, sutiles y circulares mantendrán sus músculos adecuadamente tonificados y, como el mismo nombre de ese principio implica, mejorará su circulación. Y serán particularmente beneficiosos para aquellas personas con problemas artríticos en las articulaciones. Si se practican con regularidad, estos movimientos suaves y circulares son lo mejor del mundo para mantenerse flexible.

Polaridad

El Tai Chi orgánicamente expresa la filosofía china del yin y el yang, las fuerzas positivas (yang) y negativas (yin) del universo: Si existe el cielo, debe existir la tierra; si hay día, debe haber noche; si hay un arriba, debe haber un abajo. Los movimientos en el Tai Chi encarnan esta polaridad básica de la existencia. Si usted se gira hacia la derecha, luego se gira hacia la izquierda; cuando la pierna derecha está «llena» (con todo el peso del cuerpo descansando sobre ella), la pierna izquierda está «vacía» o «hueca», y viceversa.

Tales cambios no son nunca abruptos. Por ejemplo, mientras desplaza el peso de su cuerpo desde la pierna llena hacia la vacía, piense en el antiguo reloj de arena de tres minutos para cocer huevos, donde la arena caía lentamente desde la parte superior hacia la inferior. Ahora imagine a su pierna vacía, después de haberla apoyado en el suelo, llenándose lentamente de arena hasta experimentar una sensación de peso y de estar colmada, y a la otra pierna habiéndose quedado hueca. Es siempre con esta «pierna hueca» que caminará (ya sea hacia adelante, hacia al costado o hacia atrás), y «caminará vacío», como un gato de patas suaves. Sólo cuando la pierna hueca descansa sobre el suelo usted cambia el peso del cuerpo.

También debe tener cuidado de que el hueso de la cadera no sobresalga. En éste, como en todos los movimientos, ninguna parte del cuerpo debería sobresalir. Recuerde que en el Tai Chi polaridad es lo que está unido y hecho uno.

Concentración

Mientras el cuerpo está flojo, con movimientos tan fluidos y flexibles como los de un mimo, la mente debe permanecer alerta y centrada en todo momento. Todos los movimientos en el Tai Chi se hacen conscientemente. La atención que se requiere para realizar esto es tan rigurosa como, por ejemplo, la que hace falta para meter una pelota de golf en el hoyo. La más mínima distracción mental, la más mínima falta de alineamiento, hace que la pelota se desvíe. Si su mente está comprometida en el movimiento, usted es capaz de acercarse cada vez más a la perfección de la forma. El Tai Chi es una meditación en movimiento en la cual la misma precisión de los movimientos individuales concentra la mente y la despeja de pensamientos externos.

Centro

En la filosofía del Tai Chi, el *ch'i* no puede moverse, sino que siempre debe ser despertado, movido y dirigido por el poder de la mente. Y hacia donde la mente dirige en primer término el *ch'i* es hacia el verdadero centro del cuerpo, el *tan-tien*, localizado unos tres centímetros por debajo del ombligo. Todo movimiento en el Tai Chi se inicia a partir del *tan-tien*. Esto puede ser difícil de entender al principio, pero imagine que tiene sobre las caderas un cinturón con una cuerda atada a la hebilla (la zona del *tan-tien*) que tira de usted hacia adelante. Cuando realiza los movimientos de la forma, es su concentración en el *tan-tien* (la presencia y el tirón de esa hebilla de cinturón) lo que le centra. Finalmente, el poder del *ch'i* se acumula en el *tan-tien* y puede ser dirigido por la mente hacia cualquier parte del cuerpo.

La postura 70/30

La posición esencial en Tai Chi es la Postura 70/30, que se repite en toda la forma. Recibe el nombre de Postura 70/30 porque el pie delantero aguanta el 70 por ciento del peso del cuerpo, mientras el pie trasero aguanta el 30 por ciento restante.

Al principio la postura es incómoda, puesto que el cuerpo no está acostumbrado a adoptar esa forma, por lo que debería practicarse sobre ambos lados, derecho e izquierdo, antes de proceder a empezar la forma.

Atención: Toda vez que ejecute la posición 70/30, asegúrese de que llega a ella con los pies a una distancia entre sí equivalente al ancho de los hombros. De lo contrario, no estará en condiciones de conseguir que su cuerpo se deje caer sobre sus piernas.

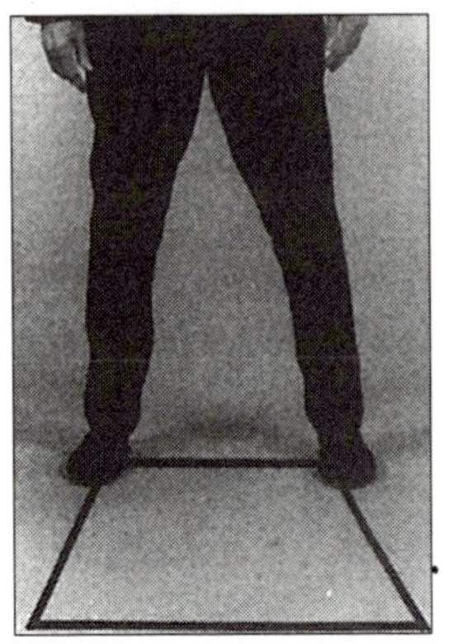

1. *Póngase de pie con los pies paralelos, manteniendo entre ellos una distancia equivalente al ancho de los hombros. Ahora, con la imaginación, proyecte un rectángulo sobre el suelo delante de usted. Imagine que está de pie sobre los dos ángulos traseros del lado corto del rectángulo.*

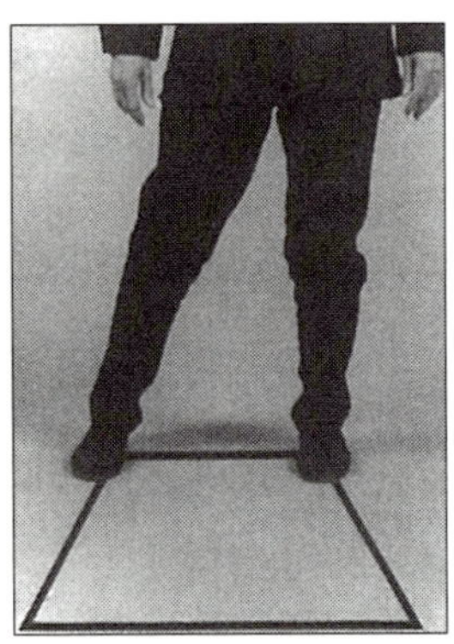

2. *Lleve todo el peso del cuerpo hacia el pie que estará colocado en la posición delantera, en este caso, el pie izquierdo.*

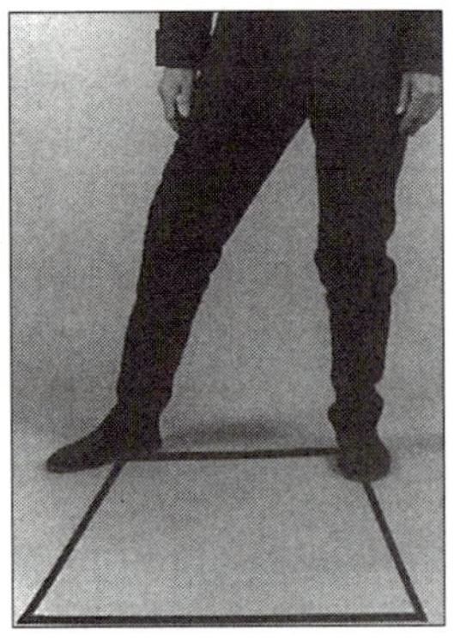

3. *Ahora levante los dedos del pie derecho vacío (vacío porque el peso corporal está sobre el izquierdo) y pivote sobre el talón derecho de modo que los dedos giren hasta un ángulo de 45 grados.*

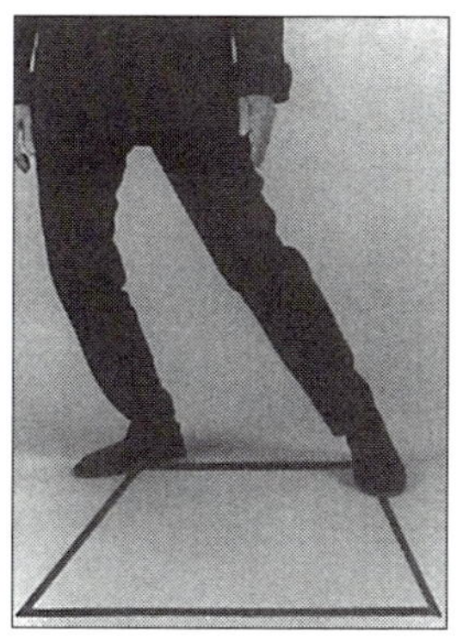

4. *Desplace todo el peso corporal hacia el pie derecho hasta que el talón del pie izquierdo ceda (se levante del suelo).*

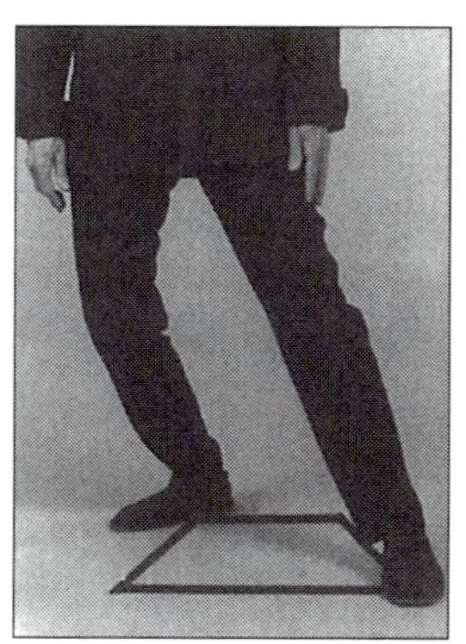

5. *Levante ligeramente el pie izquierdo del suelo y, moviéndolo en una línea completamente recta, colóquelo directamente delante del ángulo izquierdo del rectángulo imaginario, apoyando primero el talón. Si tiene que inclinarse para llegar allí, ha adelantado demasiado el pie.*

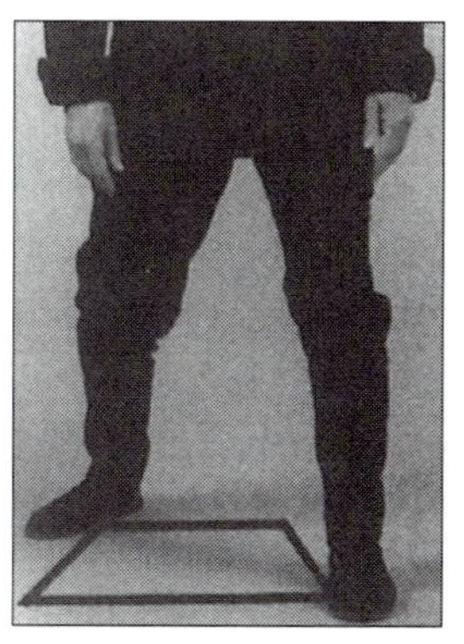

6. *Desplace el 70 por ciento de su peso corporal hacia la pierna delantera; sienta el peso en el muslo, no en la rodilla. Flexione las rodillas. Deje caer ligeramente la pelvis en esa postura (sin que sobresalgan las nalgas), como si estuviese sentado en la montura de un caballo. Asegúrese de que está sentado en el centro de la montura, no en el cuello o en la grupa del caballo. Relaje y deje caer la rodilla derecha para aflojarla a fin de sentirla casi vacía. Ahora está en la posición 70/30.*

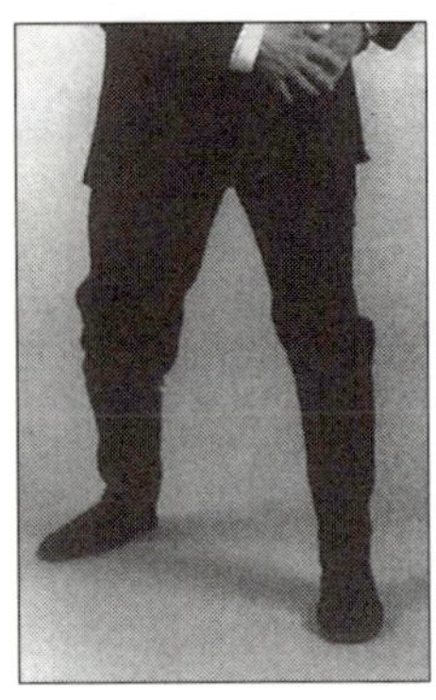

7. Deje caer la cadera izquierda, lo cual le arraigará aún más en esta forma.

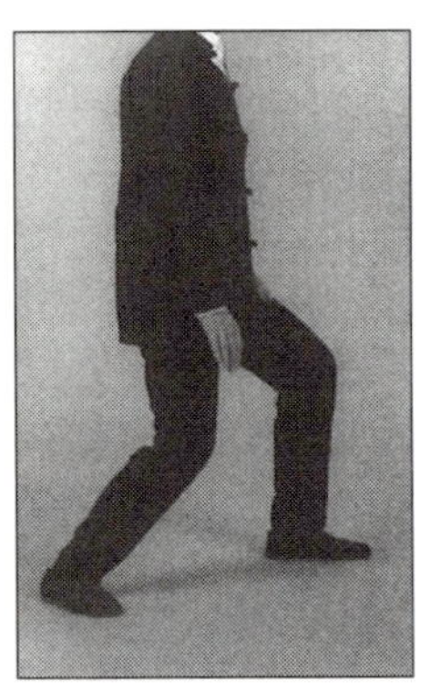

8. Cuando asiente el cuerpo en la Postura 70/30, la rodilla izquierda no debería ir más allá de los dedos del pie. La parte inferior de la pierna izquierda, desde la rodilla hasta el pie, forma una línea recta.

Posiciones de la mano

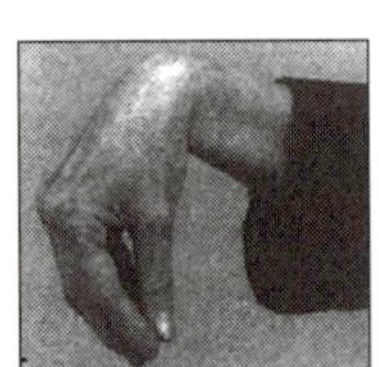

Pico de pájaro

En el Tai Chi nunca hay que romper la unidad entre mano y muñeca, excepto en la figura que muestra la foto, en la cual la mano adopta la forma del pico de un pájaro. En esta posición, el pulgar y los demás dedos se unen como para coger una pizca de sal. El dedo medio es el que más sobresale. Los dedos no están apretados, sino flojos.

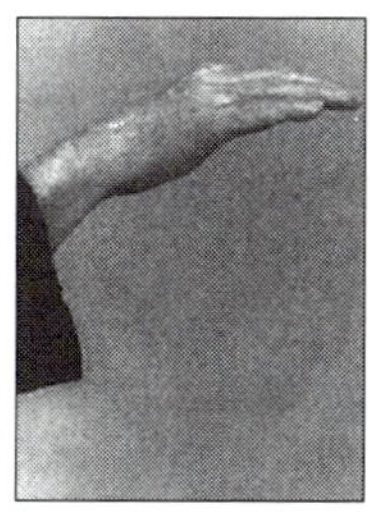

Cabeza de cisne

En esta forma, llamada a veces «Mano de la hermosa dama», se lleva el pulgar junto al dedo índice. Los cinco dedos llegan a ser una unidad, juntos pero no apretados (podría deslizarse un trozo de papel entre cada dedo).

El antebrazo, desde el codo hasta la punta del dedo medio, forma una ligera curva, como si el brazo estuviese apoyado sobre una almohada de seda.

Para la «Cabeza de cisne», en primer lugar hay que concentrarse en el declive del codo y luego gradualmente extender el brazo, «buscando la línea recta en la curva». Véase p. 84, Posición 9.

Respiración

Cuando practique la forma, respire naturalmente por la nariz con la boca cerrada. No se preocupe acerca de cuándo aspirar o espirar. El hecho de tener que concentrarse en la respiración en esta etapa inicial puede resultarle pesado; forzar la respiración provocará tensión. En el entrenamiento avanzado, coordinará la respiración diafragmática profunda con cada postura de la forma, pero eso será después de haber entendido los pasos y asimilado los principios.

La pauta del suelo

Puesto que las posiciones en Tai Chi son tan precisas, las instrucciones para la colocación de los pies y del cuerpo suelen darse según el sentido específico de la brújula.

Cuando comience su práctica, colóquese frente a una pared lisa o, si está al aire libre, en un espacio claramente definido. El lado de la habitación o del espacio frente al cual está colocado se vuelve un «norte imaginario». Una vez determinado el norte, el lado derecho de la habitación es el este, el lado izquierdo es el oeste y detrás de usted se halla el sur. De la misma manera, el ángulo delantero derecho es el noreste y el ángulo delantero izquierdo es el noroeste; el ángulo trasero derecho es el sureste y el ángulo trasero izquierdo es el suroeste.

En este libro cada postura está presentada de frente y de espaldas (como si estuviese practicando detrás de un maestro) o en algunos casos, para mayor claridad, de lado.

Las posturas

Postura 1:
Preparación

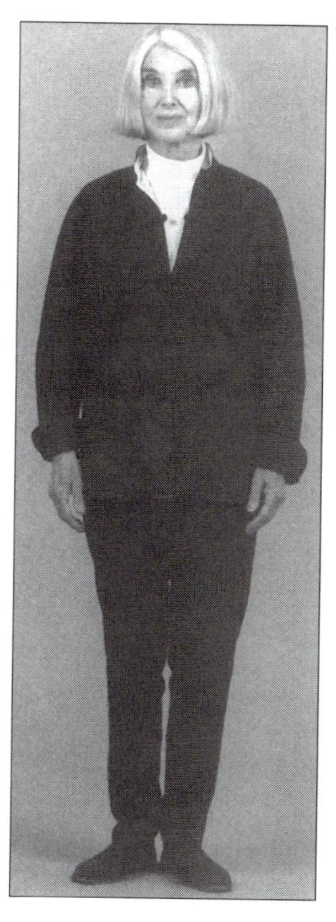

Posición 1

Póngase de pie con los talones juntos y los pies formando una V. Imagine que su cabeza está suspendida por una cuerda desde arriba. Los ojos miran hacia adelante, la barbilla está floja y hacia adentro. El pecho está plano, la rabadilla hacia abajo, los brazos caídos a los lados, las rodillas y los tobillos flojos. Relájese.

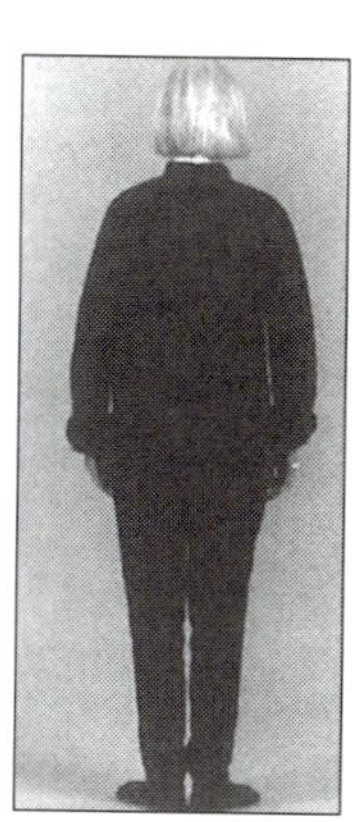

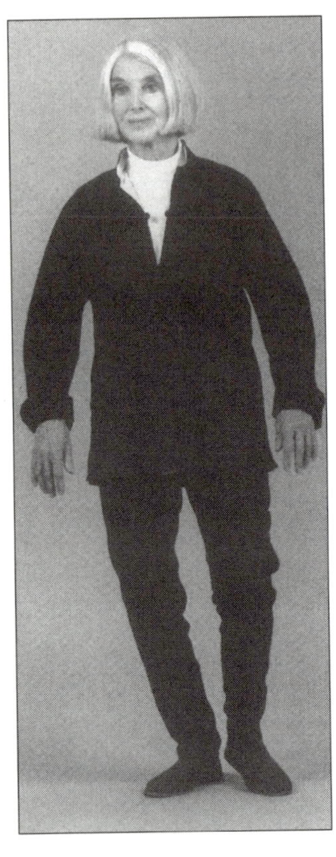

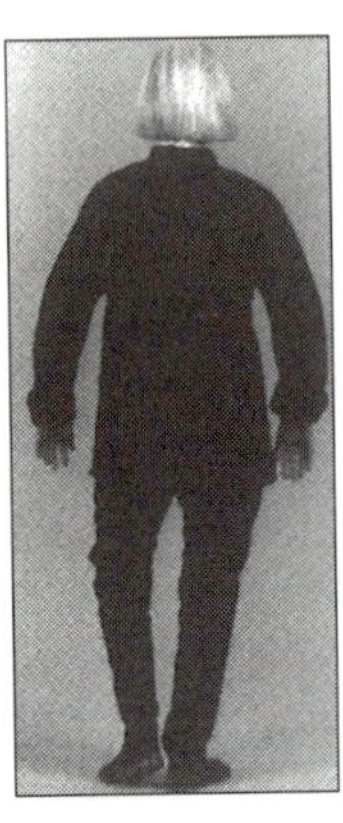

Posición 2

Flexione ligeramente las rodillas. Como en un antiguo reloj de arena para cocer huevos (en el cual la arena gradualmente fluye de la parte superior a la inferior), imagine a la arena derramándose en la pierna derecha hasta que el talón del pie izquierdo se levante. Cuando haga esto, gire el dorso de las muñecas de modo que queden mirando hacia adelante (norte). No debe inclinarse hacia la derecha cuando desplace el peso corporal, sino mantener un equilibrio perpendicular.

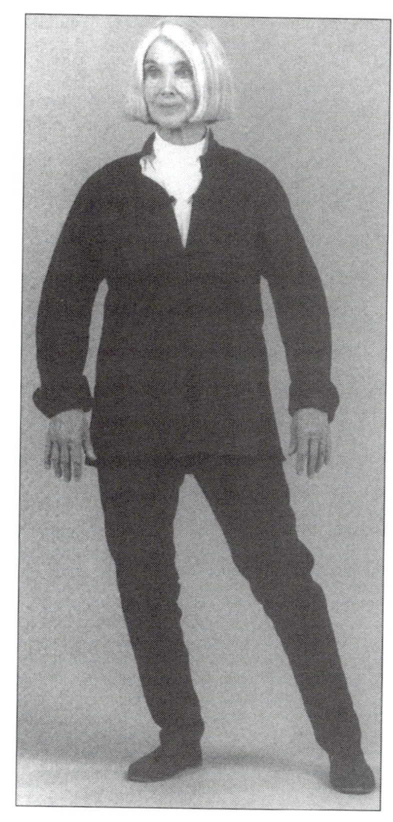

Posición 3

Equilibrado sobre la pierna
derecha, dé un paso hacia
el costado con el pie
izquierdo (vacío o lleno),
manteniéndolo pegado al
suelo, y coloque el pie,
mirando directamente
hacia adelante, debajo
del hombro izquierdo. Para
realizar este movimiento,
su cuerpo girará un poco
hacia la derecha, sin
inclinarse en esa dirección.
Permanezca alineado.

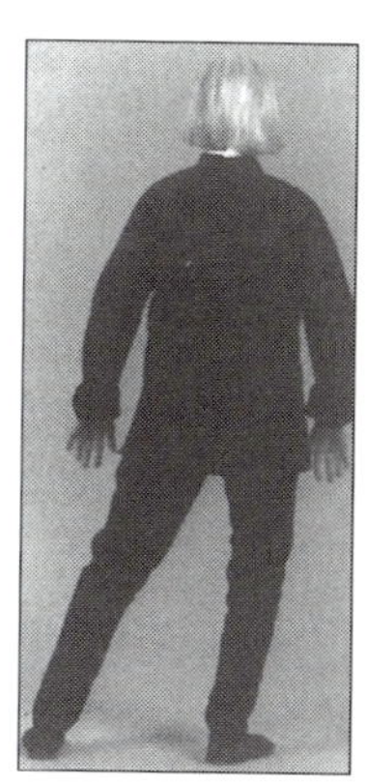

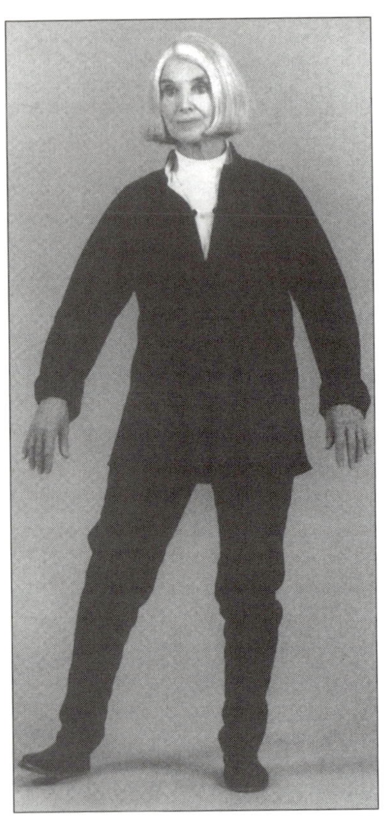

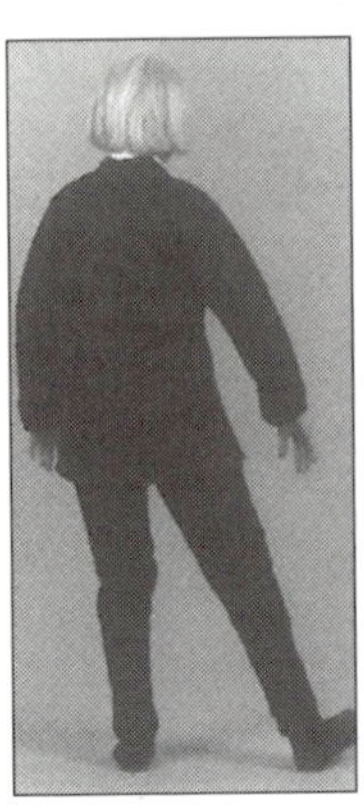

Posición 4

Lentamente vierta la arena hacia la pierna izquierda. Los dedos del pie derecho se levantarán. Mantenga ambas rodillas igualmente flexionadas cuando haga esto. La tendencia es enderezar la pierna derecha mientras se levantan los dedos del pie, pero ambas rodillas permanecen flexionadas.

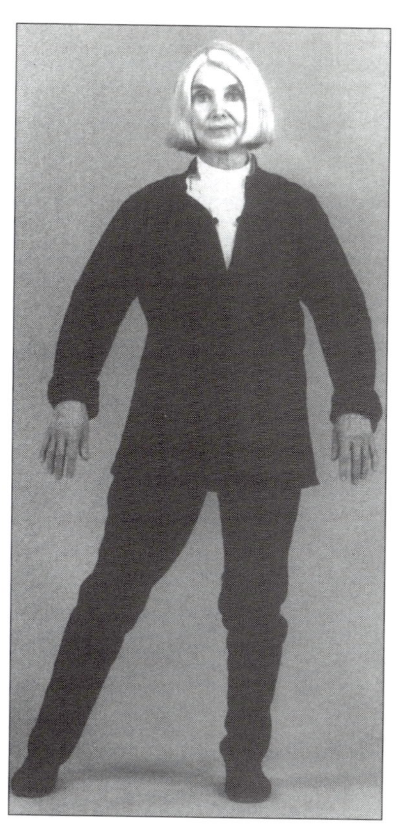

Posición 5

Gire ligeramente hacia la izquierda para enderezar el pie derecho, manteniendo las rodillas flexionadas. No debe girar desde la ingle de modo que la pierna se «separe» del torso, sino desde la cadera, con lo cual el torso y la pierna formarán una unidad.

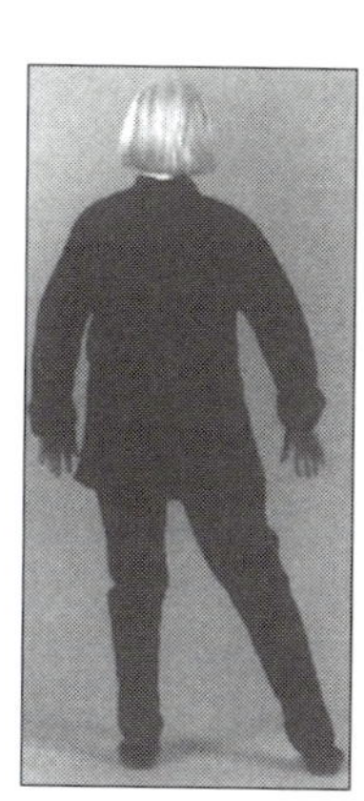

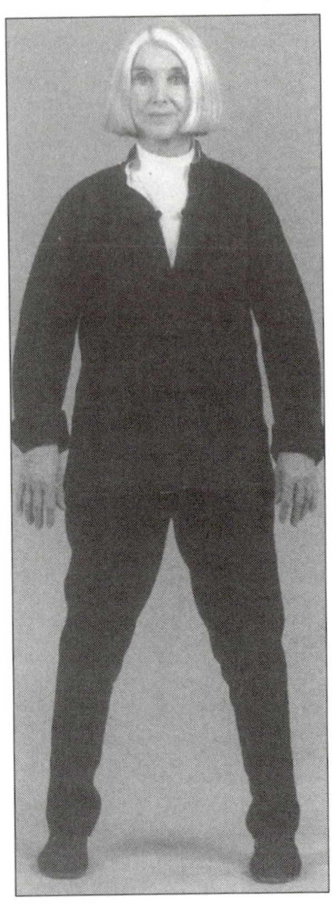

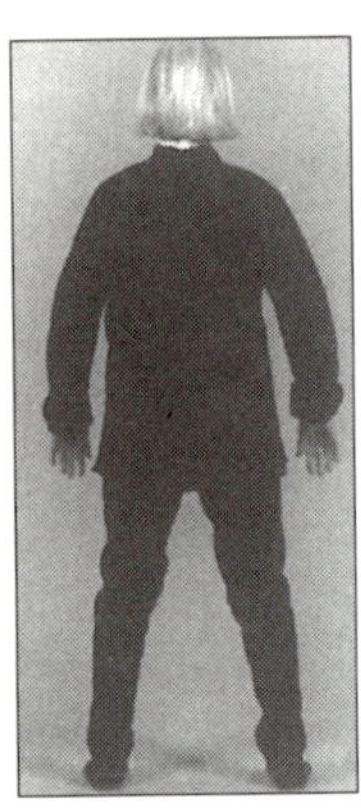

Posición 6

Desplace el peso corporal hacia el muslo derecho. Los muslos llegarán a estar igualmente pesados. Imagine que su cabeza está atada a una cuerda desde el cielo raso; la cuerda tira de usted lentamente hacia arriba hasta que queda erguido, con las rodillas flojas. Sus pies están paralelos, con una separación equivalente al ancho de los hombros, y los dedos alineados.

Postura 2: Comienzo

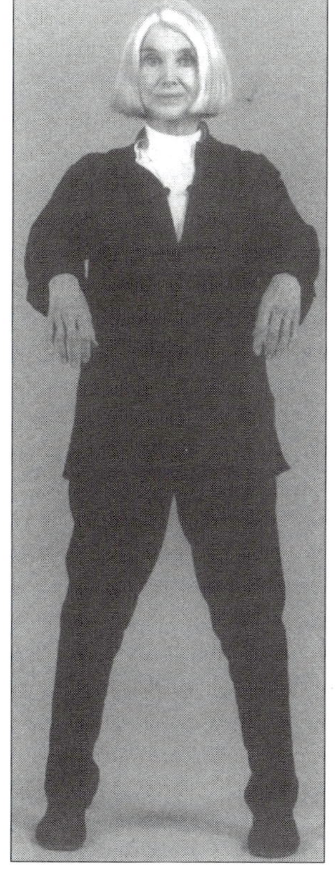

Posición 1

Imagine que tiene las cuerdas de una marioneta atada al dorso de cada muñeca. Deje que las cuerdas levanten lentamente el dorso de las muñecas hasta la altura del hombro. Debería requerir poco esfuerzo hacer esto, puesto que apenas está usando los músculos para levantar los brazos. Los codos están ligeramente flexionados, apuntando hacia el suelo; los dedos cuelgan hacia abajo. Asegúrese de no levantar los hombros cuando alce los brazos.

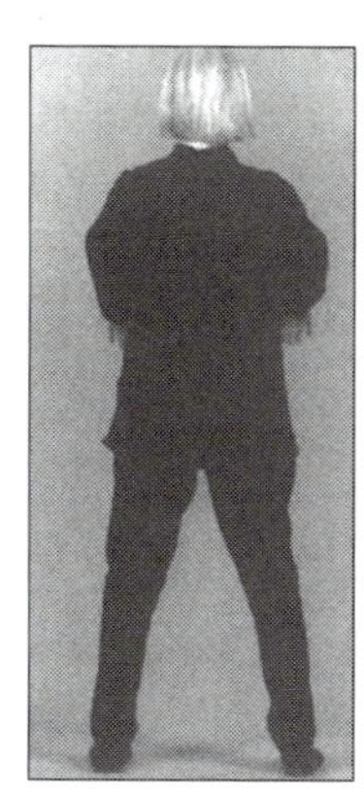

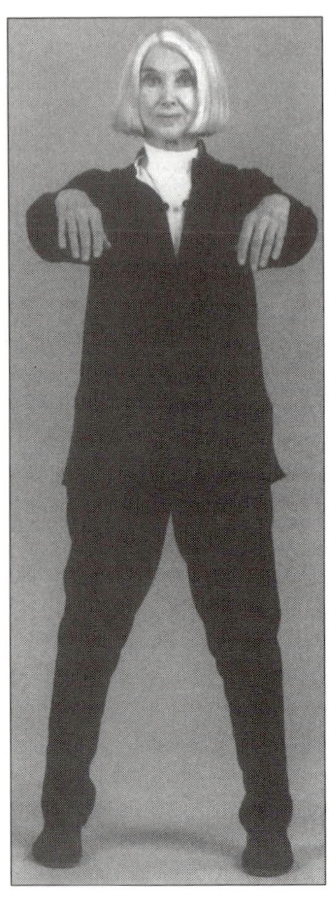

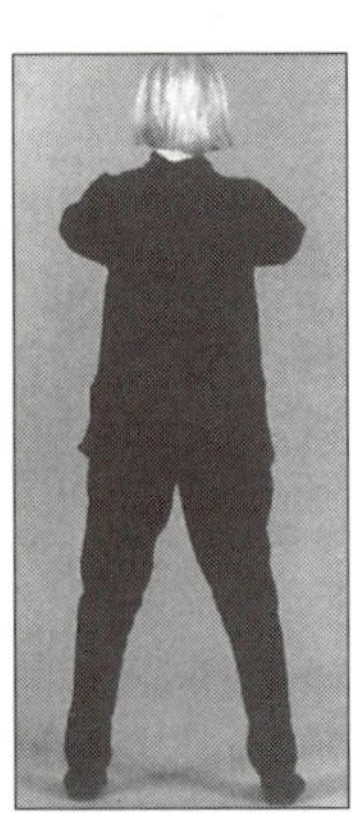

Posición 2

Los brazos llegan a la altura del hombro, los dedos de las manos cuelgan flojos; los codos siguen apuntando hacia el suelo. Tiene una buena extensión, pero sin que los codos se traben. Si colocase una tabla plana desde el hombro hasta la muñeca, ésta descansaría en una posición perfectamente horizontal.

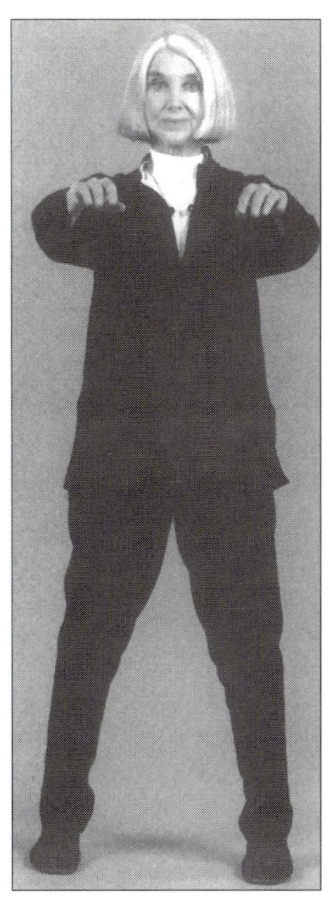

Posición 3

Extienda los dedos de manera de sentir como si los brazos y las manos descansasen sobre el agua del mar. Debería experimentar la sensación de estar flotando, como si sus brazos estuviesen siendo aguantados por la flotabilidad del agua.

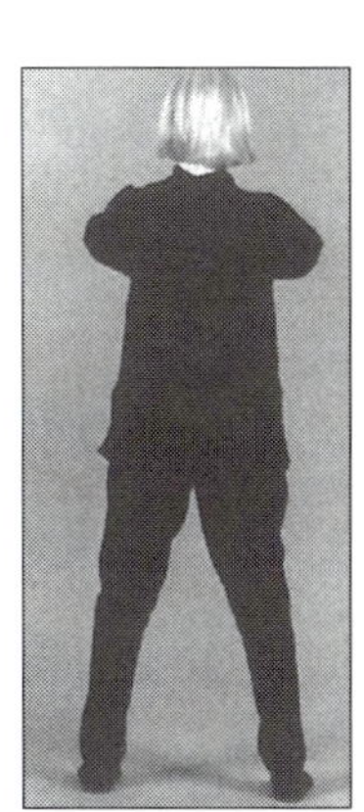

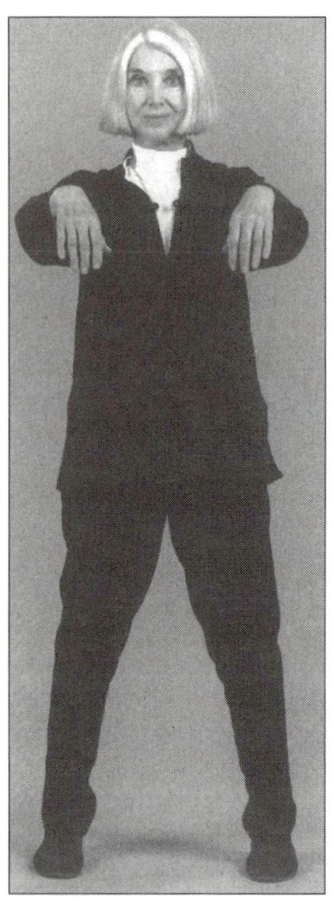

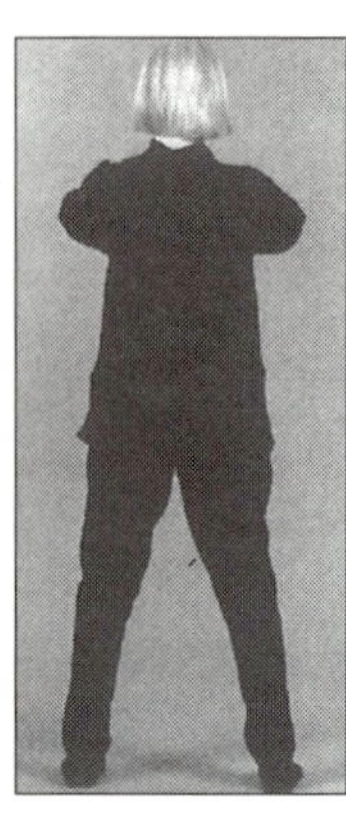

Posición 4

Deje caer las manos con los dedos flojos. Flexione los codos mientras lentamente lleva las muñecas, en línea recta, nuevamente hacia los hombros. Mientras vuelve a llevar las muñecas hacia los hombros, imagine que tiene arena dentro de cada muñeca y que la arena desciende hacia los codos.

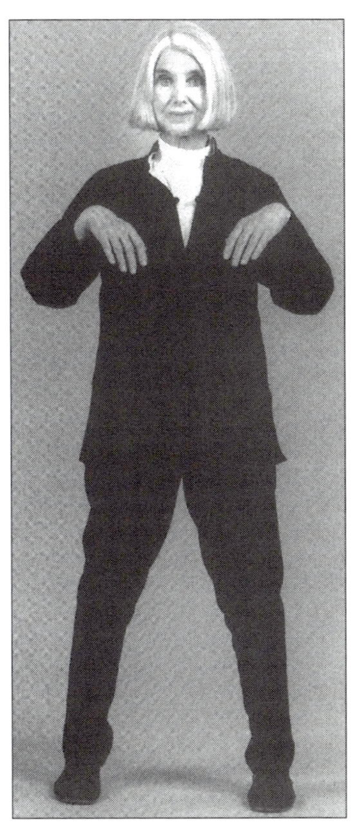

Posición 5

Los codos se sienten muy pesados. Las muñecas vuelven hacia los hombros. Imagine que está debajo del agua desde el cuello hacia abajo.

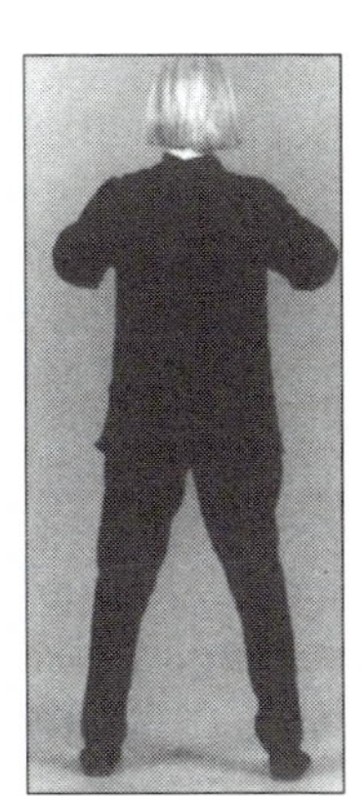

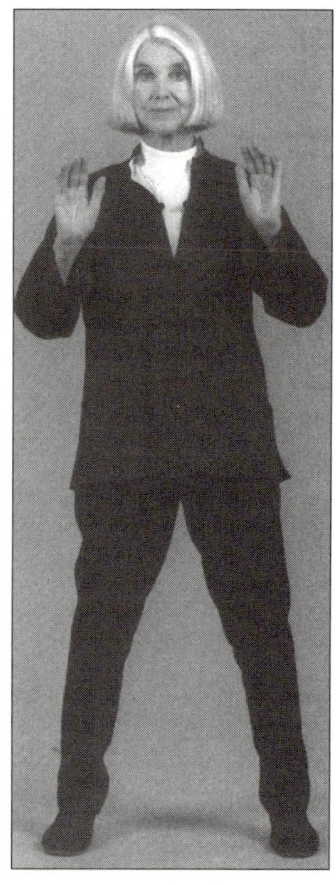

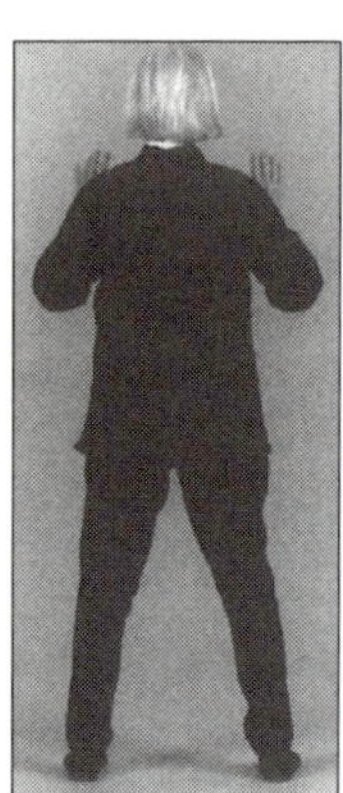

Posición 6

Los dedos de la mano flotan sobre
la superficie del agua.

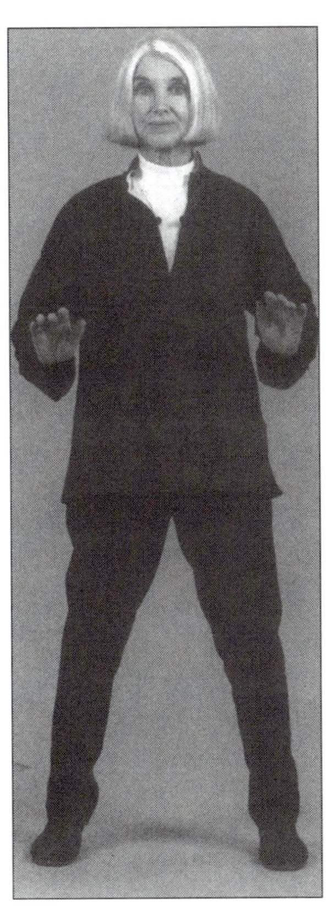

Posición 7

Los brazos descienden mientras, con la base de las palmas de las manos, empuja hacia abajo a través del agua. Ahora imagine que la arena de los codos se derrama hacia las puntas de los dedos mientras bajan las manos.

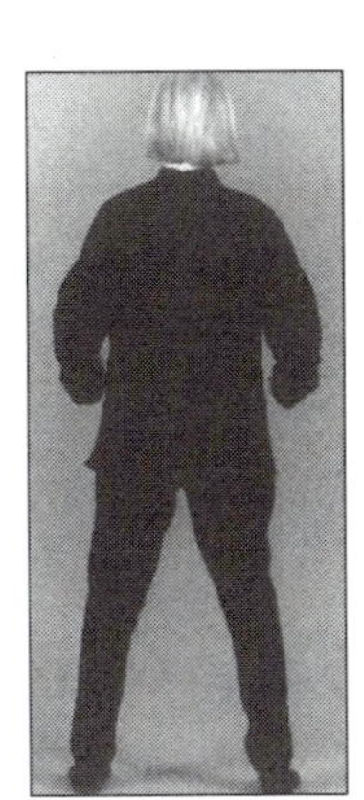

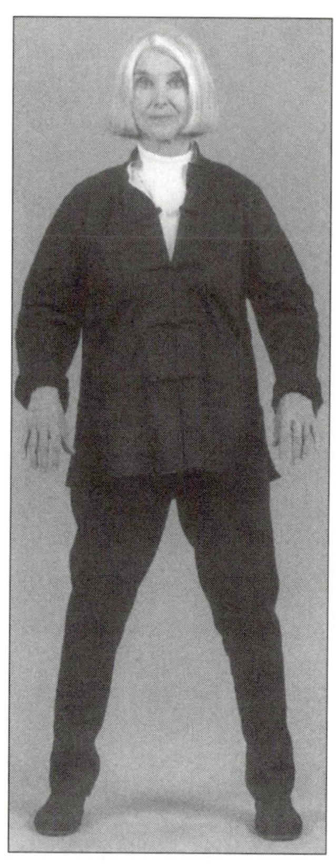

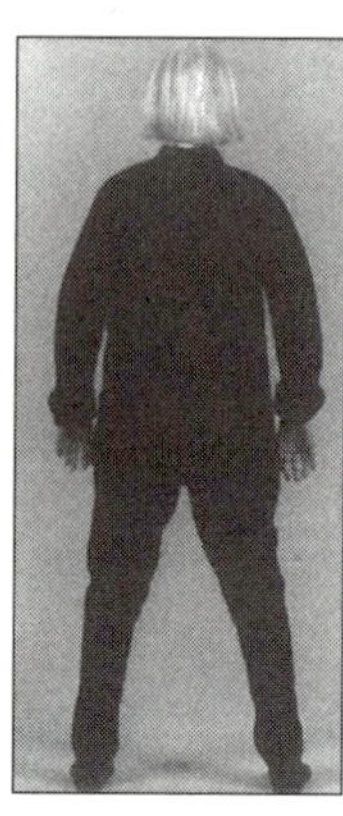

Posición 8

Ahora las palmas de las manos están a los lados, sintiendo todavía la densidad del agua. No deje que lleguen a ser un peso muerto. El pecho está plano, los hombros están relajados, los codos y las rodillas flojas, las articulaciones abiertas.

Postura 3:
Asimiento cola de gorrión, desvío, izquierda

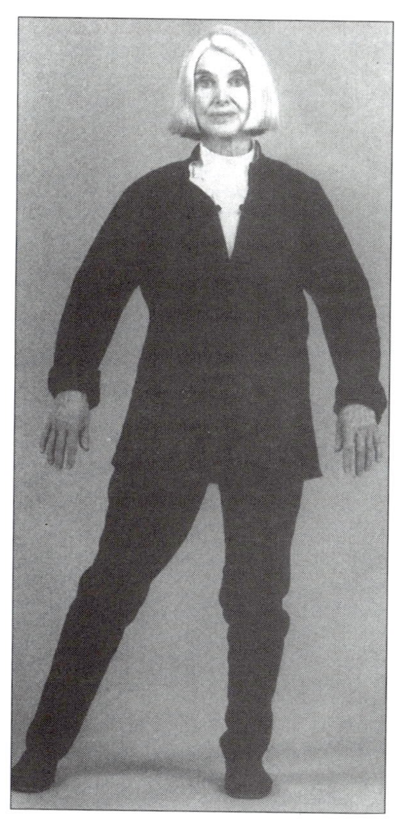

Posición 1

Flexione ligeramente las rodillas. Desplace el 100 % del peso corporal hacia la pierna izquierda.
A partir de este punto, ambas rodillas permanecen ligeramente flexionadas (en un 25 %) durante todo el ejercicio.

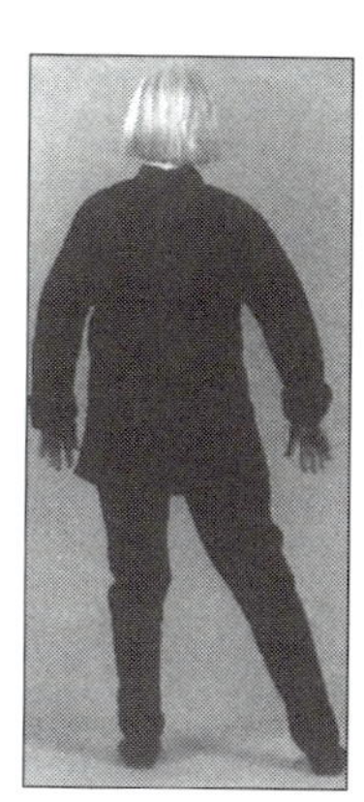

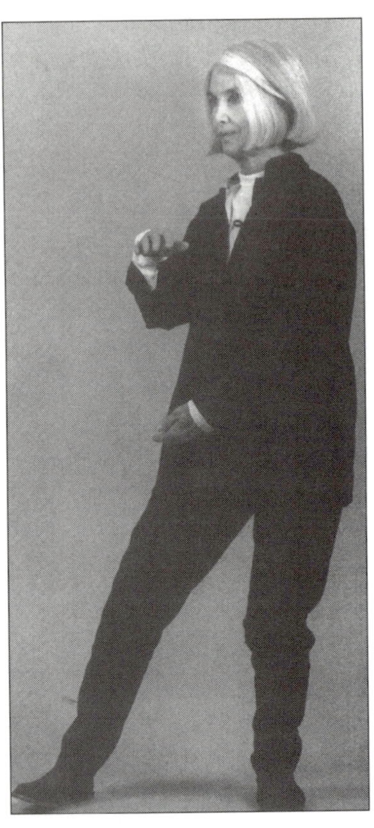

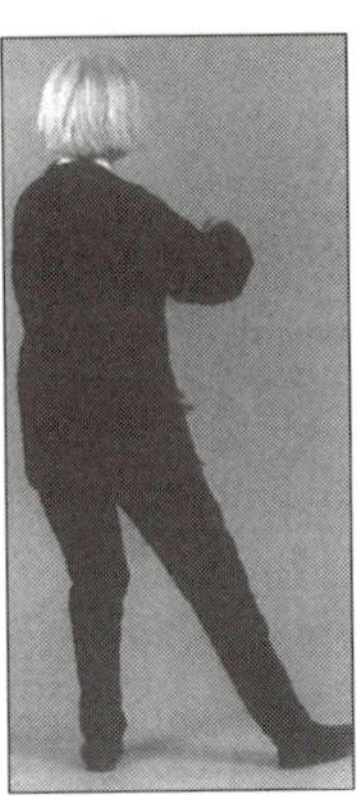

Posición 2

Levante los dedos del pie derecho, pivote sobre el talón y lentamente gire la cintura hacia la derecha (este). Al mismo tiempo, en el mismo movimiento lento, levante la mano derecha hasta la altura de la axila, con la palma hacia abajo, y la mano izquierda hasta el hueso pélvico, directamente debajo de la otra mano, con la palma hacia arriba. Imagine que sostiene una pelota de playa. No apriete ni tense.

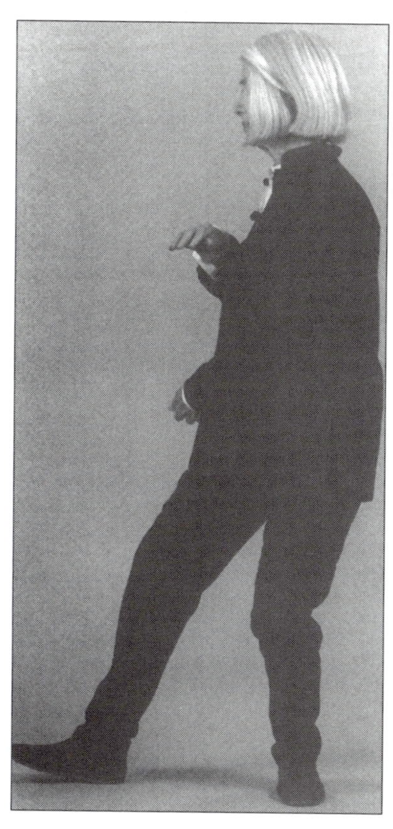

Posición 3

Ahora está mirando
directamente hacia la
pared de la derecha (este).
Todo el peso corporal está
en la pierna izquierda; la
pierna derecha está vacía,
con los dedos levantados
del suelo. La cabeza está
suspendida por una cuerda
desde arriba; el pecho está
hundido y la rabadilla cae
hacia abajo. Usted está
completamente relajado.

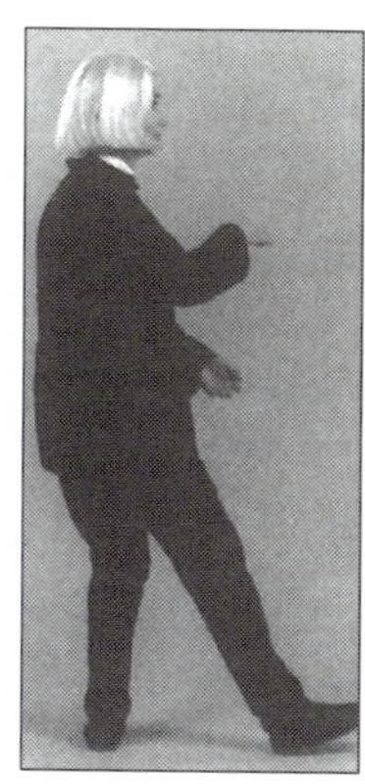

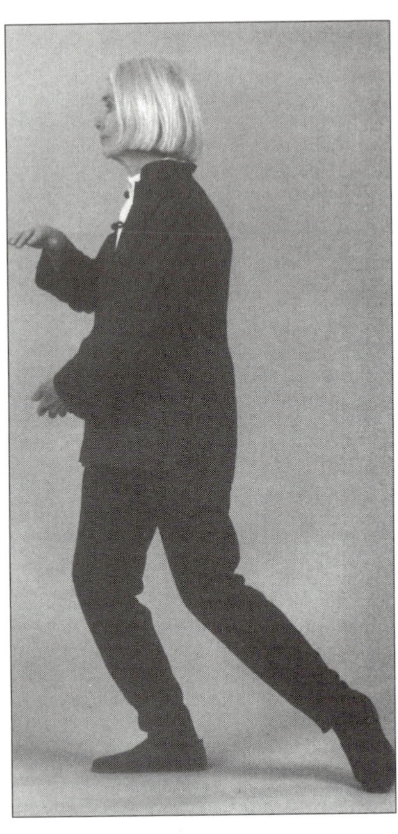

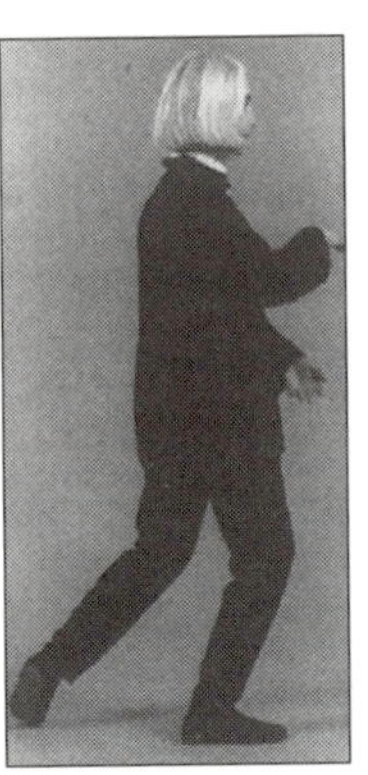

Posición 4

Desplace todo el peso hacia la pierna derecha. Imagine que una mano gigante presiona sobre su rabadilla, moviendo su cuerpo. El talón del pie izquierdo se levanta del suelo. Deje caer la rodilla izquierda y desplace aún más el peso corporal hacia la pierna derecha, como si fuese un roble plantado en la tierra. Toda vez que desplaza el peso corporal hacia una u otra pierna, se produce una ligera caída. Sienta el hundimiento internamente.

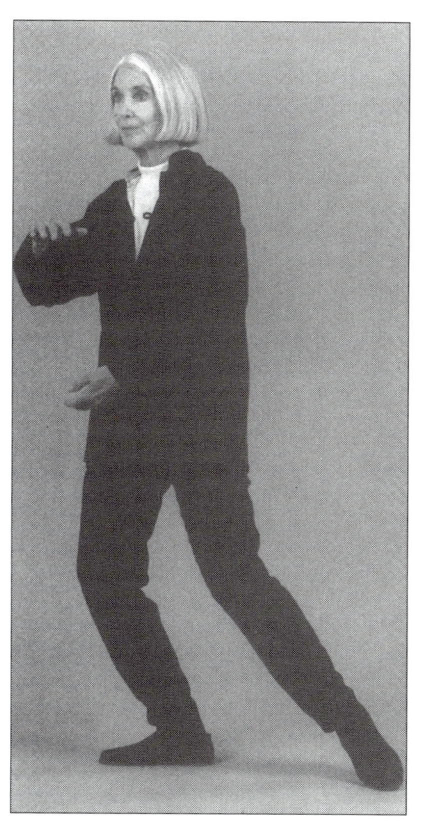

Posición 5

Gírese para colocarse
frente al ángulo frontal
derecho (noreste).
Al girarse, sentirá
más peso corporal en
la pierna derecha.

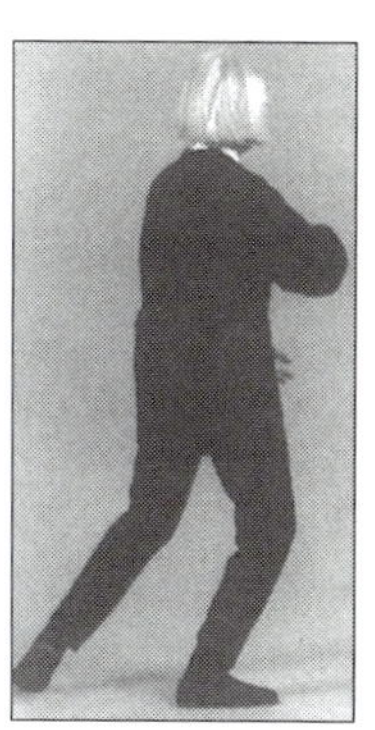

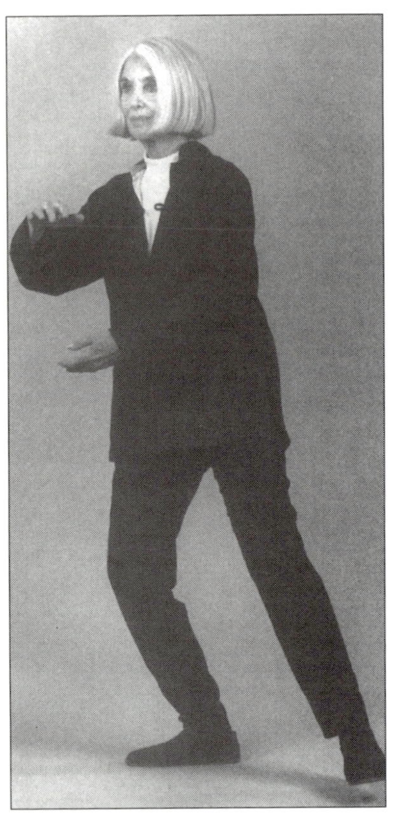

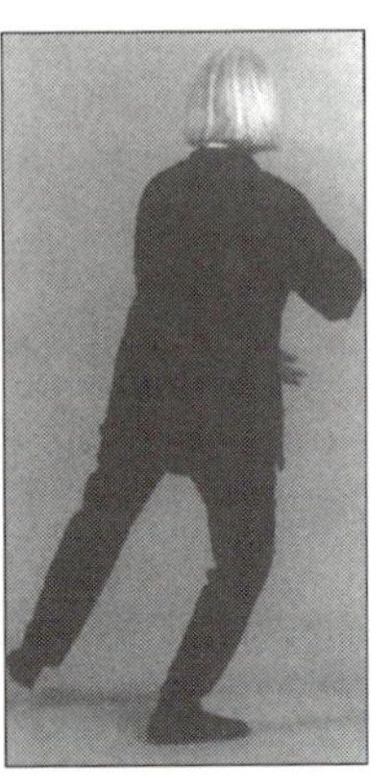

Posición 6

Equilibrado y arraigado
en la pierna derecha, dé
un paso hacia adelante con
el pie izquierdo, apoyando
primero el talón (norte).
Deje caer el pie izquierdo
vacío; este pie no debe
aguantar nada del peso
corporal. Evite la tendencia
a inclinarse mientras levanta
la pierna izquierda para
dar el paso; mantenga la
pierna en el suelo y no
la extienda excesivamente.

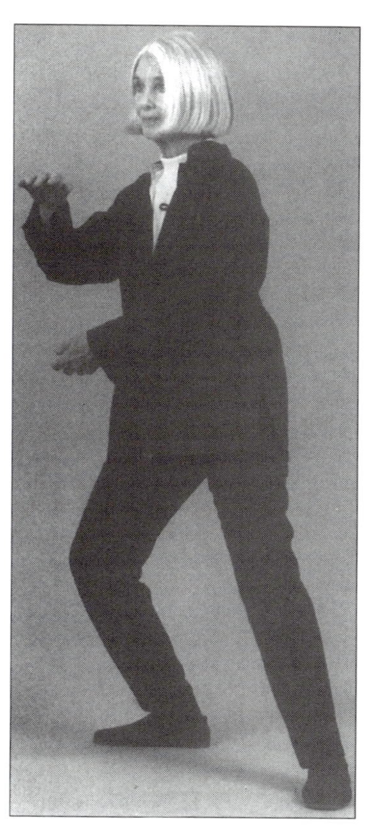

Posición 7

En forma gradual, comience a desplazar la mayor parte del peso corporal hacia la pierna izquierda vacía. Mientras realiza este desplazamiento es importante que permanezca de frente al ángulo. Mantenga ambas rodillas igualmente flexionadas.

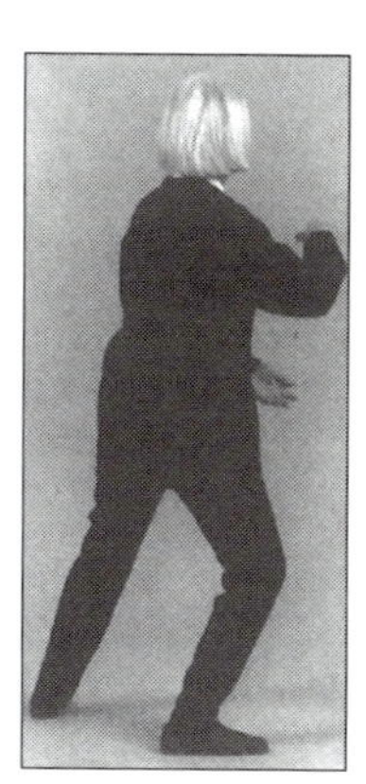

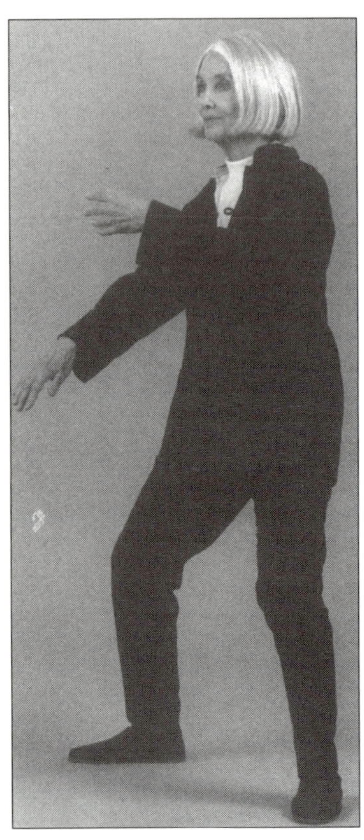

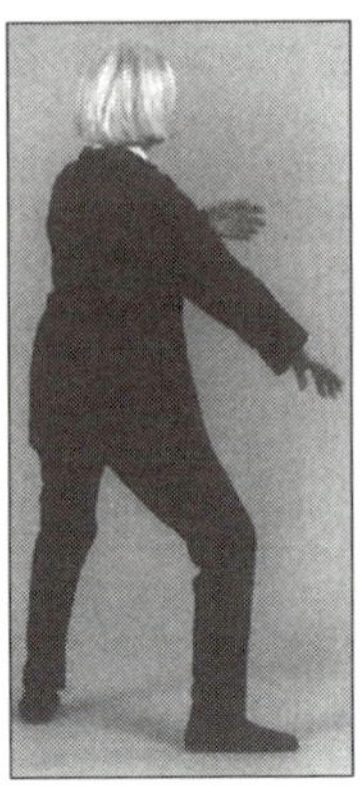

Posición 8

Sentirá una pesadez en el muslo izquierdo mientras el muslo derecho se aligera. La parte superior del cuerpo está completamente relajada, el pecho hundido, la rabadilla hacia abajo. En forma simultánea al cambio de pierna, las manos se cruzan. La mano derecha (la base de la palma es la que guía) empuja suavemente hacia abajo a través del agua del mar, mientras la mano izquierda se levanta en un arco delante del cuerpo para proteger el pecho. Mantenga los codos hacia abajo, apuntando al suelo; los brazos están livianos y fluidos.

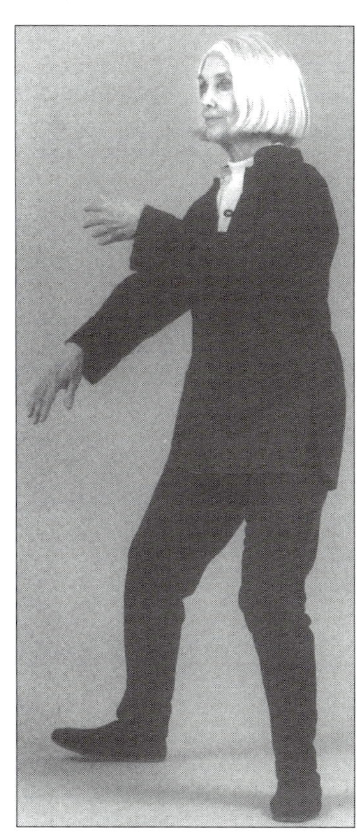

Posición 9

Cuando el 70 por ciento del peso corporal está en la pierna izquierda, levante los dedos del pie derecho y pivote sobre el talón. Gire la cintura hacia adelante (norte) mientras coloca la cadera, la pierna y el pie derecho en un ángulo de 45 grados. Mantenga siempre la pierna trasera flexionada mientras hace girar los dedos del pie. No tome la costumbre de estirar y volver a flexionar.

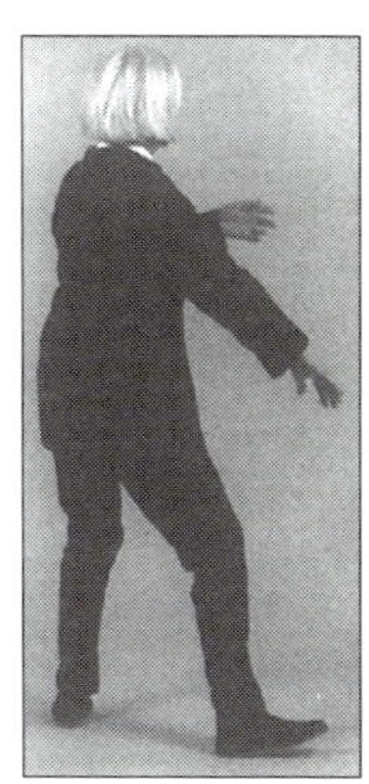

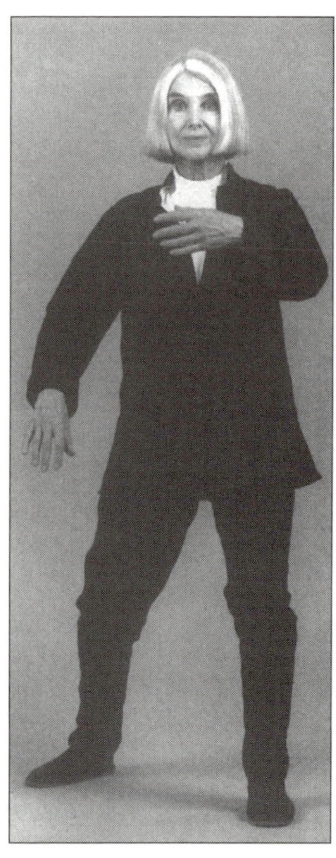

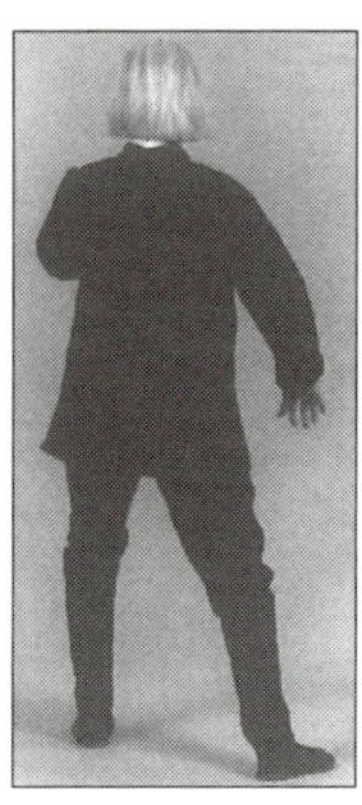

Posición 10

Ha adoptado la Postura 70/30:
el 70 % del peso corporal está en
la pierna izquierda y el 30 %
en la pierna derecha. Los huesos
pélvicos están directamente
hacia adelante (norte). La rodilla
delantera está perpendicular
al suelo. Sin detener el impulso,
relájese en esta posición dejando
caer las caderas como si
estuviese sentado en la montura
de un caballo. Pero recuerde
que esto no quiere decir
flexionar más. Libere
internamente.

Postura 4:
Asimiento cola de gorrión, desvío, derecha

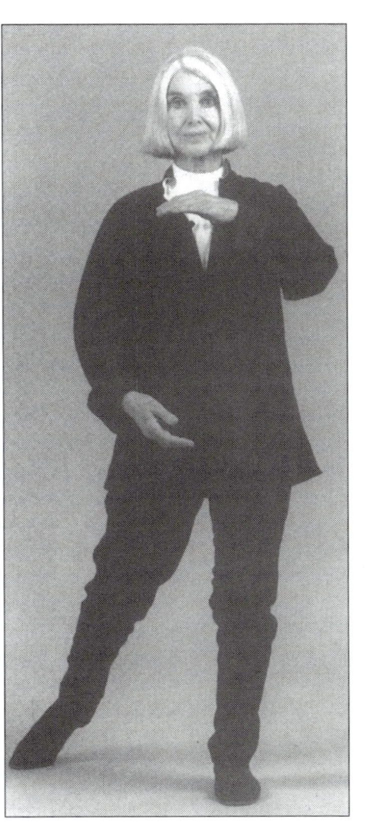

Posición 1

Continuando desde la posición anterior (la posición 70/30), empuje la rabadilla hacia adelante y desplace el 100 % del peso corporal hacia la pierna izquierda. Muévase desde la base de la columna vertebral de modo de no inclinarse hacia adelante. Mientras hace esto, ponga la palma izquierda hacia abajo, manteniéndola donde está, y lleve la palma derecha debajo hasta crear otra pelota de playa, con las palmas enfrentadas. El talón del pie derecho se levanta y la rodilla derecha cae. Ahora la pierna derecha está completamente hueca. Manténgala floja y relajada.

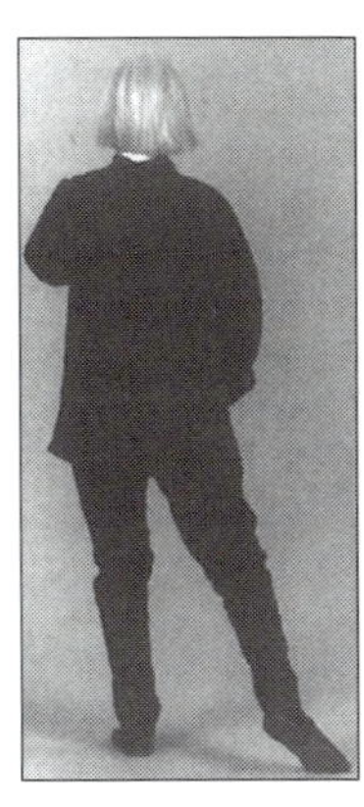

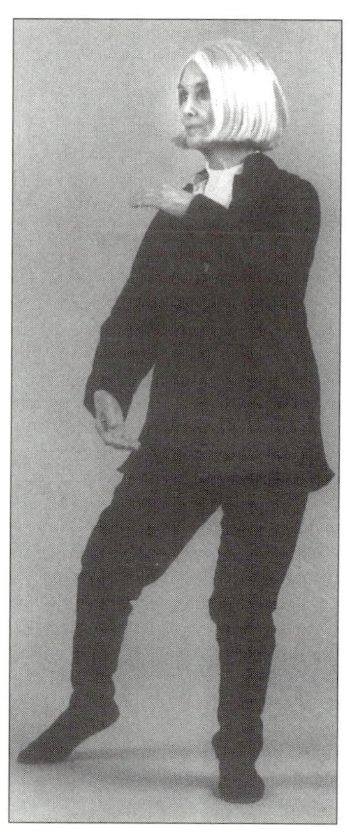

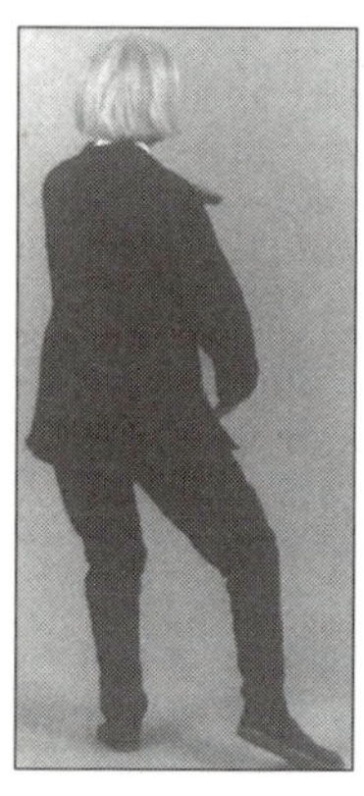

Posición 2

Gire hacia la derecha y vuelva a ponerse frente al ángulo delantero derecho (noreste). Siga sosteniendo la pelota de playa, sin ejercer presión, con los codos hacia abajo. Hunda todavía más en el suelo el peso de la pierna derecha con el objeto de asegurar su equilibrio.

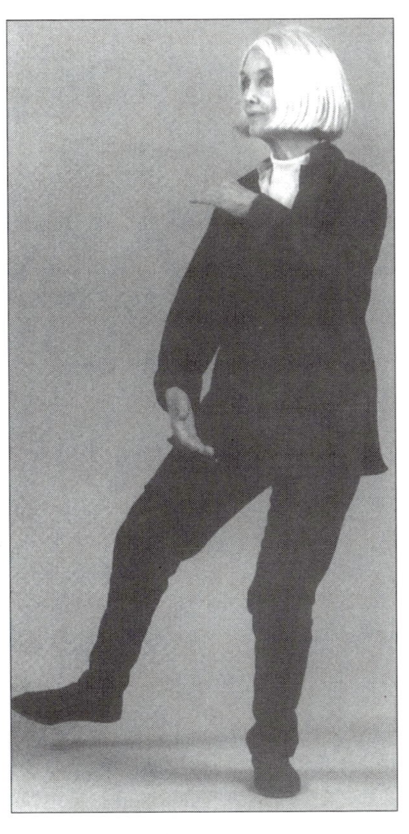

Posición 3

Dé un paso con el pie derecho para llegar al ángulo derecho de un rectángulo imaginario proyectado directamente hacia la pared derecha (este). Mantenga el pie apoyado en el suelo, de modo de no tensar la parte superior del cuerpo cuando da el paso.

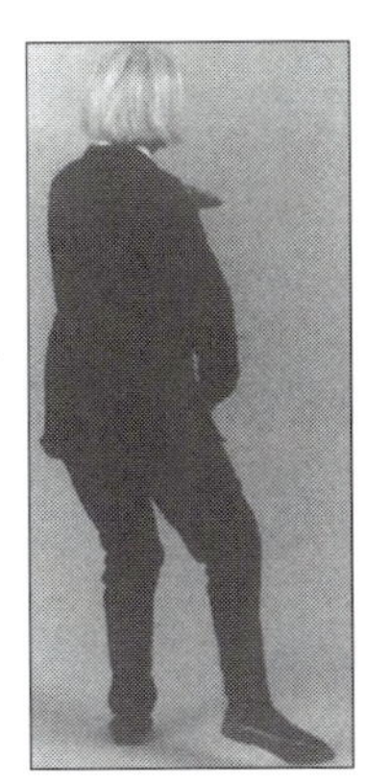

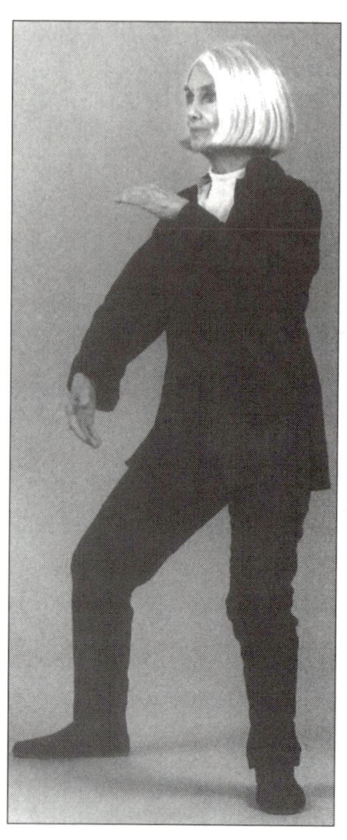

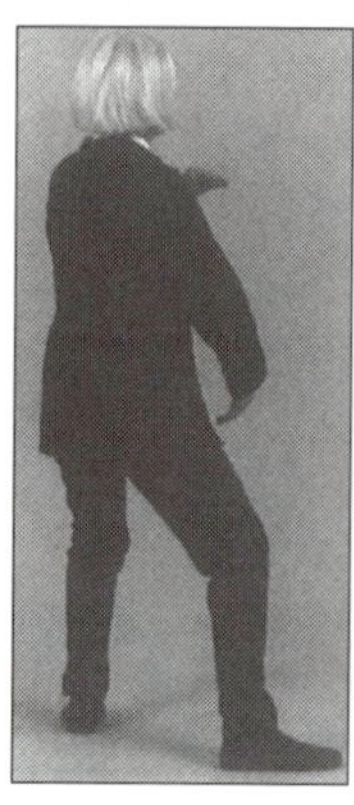

Posición 4

Coloque el talón derecho donde estaban los dedos de los pies, sin poner ningún peso sobre él. Imagine que está hueco. Asegúrese de que tiene una postura suficientemente ancha (el ancho de los hombros) mientras coloca el pie, y que el pie apunte directamente hacia la pared derecha (este). Siga frente al ángulo (noreste).

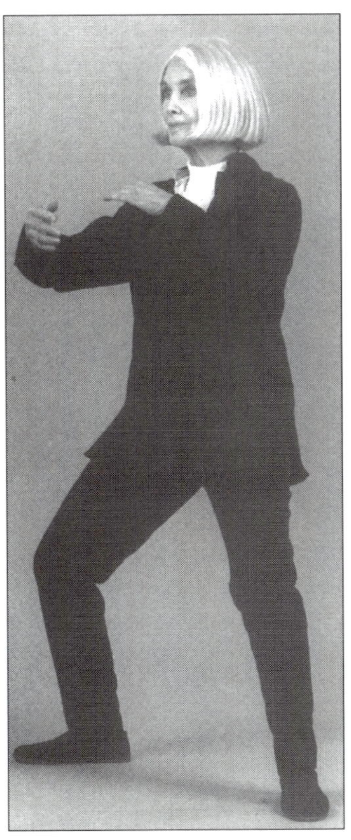

Posición 5

Lentamente, desplace el 70 % del peso corporal hacia la pierna derecha vacía. Mantenga la palma izquierda donde está. Al unísono con el desplazamiento, levante lentamente la palma derecha (hacia el frente) directamente delante del cuerpo, con el codo hacia abajo y relajado, hasta llegar a la zona frontal del pecho. Mantenga la nariz en línea con el ombligo durante el movimiento, a fin de que la cabeza continúe frente al ángulo delantero (noreste).

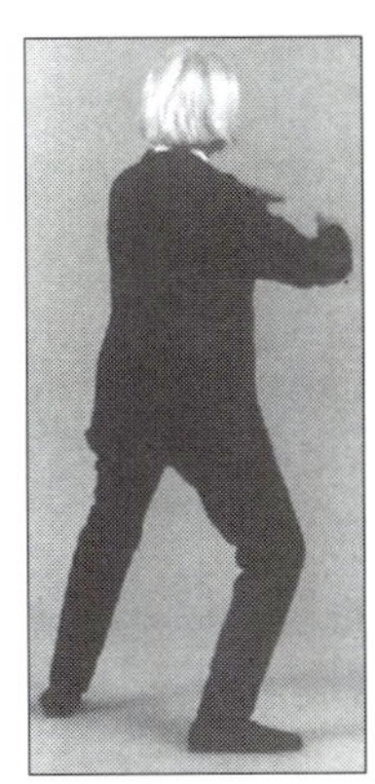

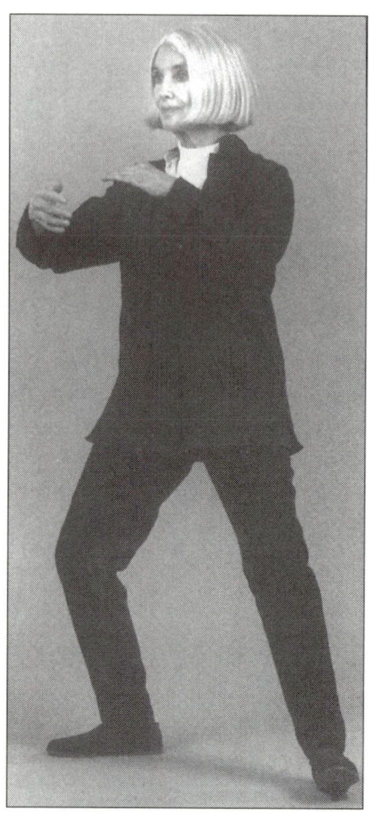

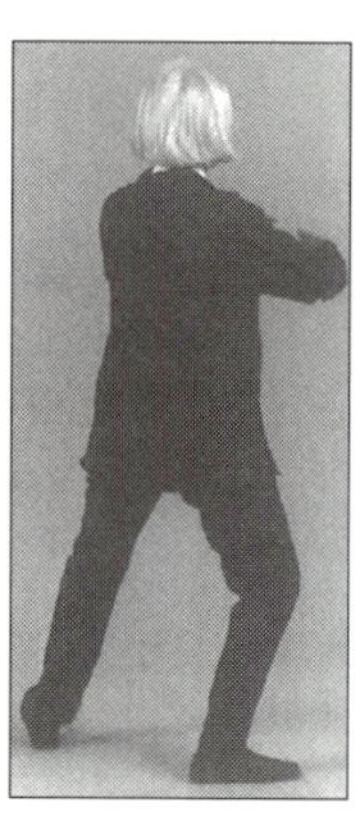

Posición 6

Cuando el 70 % del cuerpo se haya desplazado hacia el muslo derecho, levante los dedos del pie izquierdo con el objeto de girar hacia la pared derecha.
El levantamiento del pie trasero (en este caso el izquierdo) es como desquiciar una puerta. El hecho de levantar los dedos, o «desquiciar la puerta», permite girar el cuerpo.

Posición 7

Pivote sobre el talón izquierdo al girar la cintura mientras lleva la cadera, la pierna y el pie izquierdo hasta un ángulo de 45 grados para que queden directamente frente a la pared derecha (este). El pie izquierdo está ahora en un ángulo de 45 grados. La palma izquierda acompaña al giro (sin moverse) y en el último momento, dejando caer un poco más el codo izquierdo, los dedos se dirigen detrás del pulgar de la mano derecha. Ahora está en la Postura 70/30: el 70 % del peso corporal está en la pierna derecha y el 30 % en la pierna izquierda. Relájese.

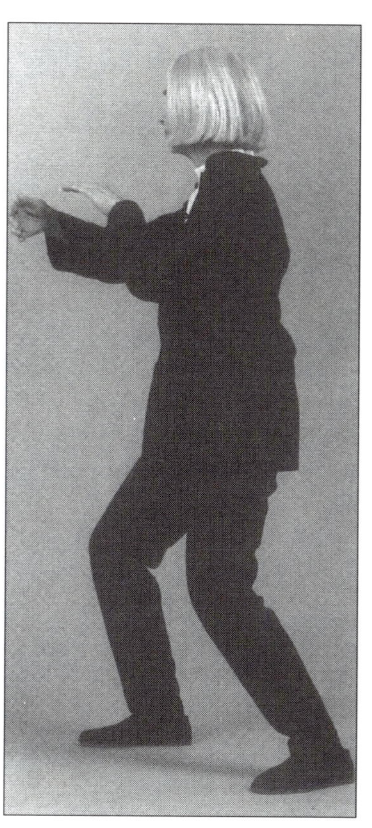

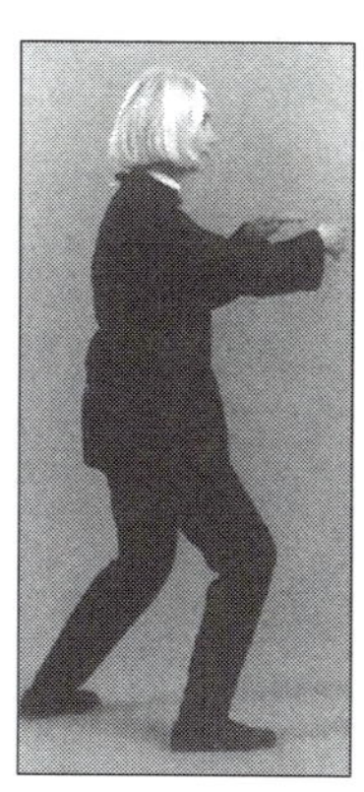

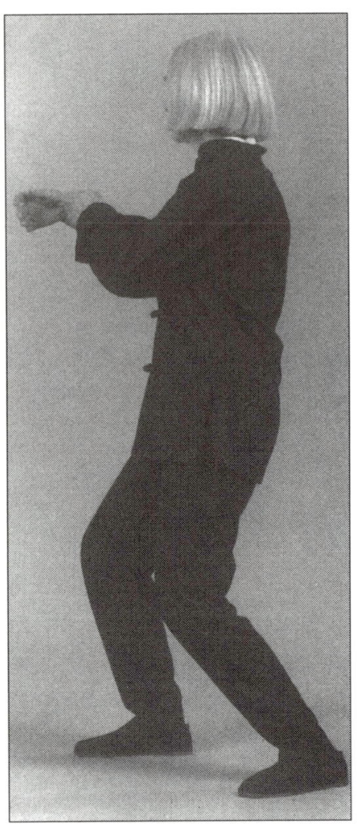

Postura 5:
Asimiento cola
de gorrión, retroceso

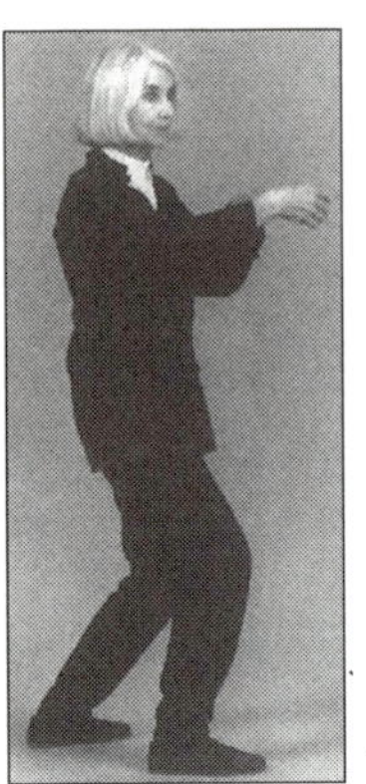

Posición 1

Sin interrumpir el impulso, mantenga el peso corporal en la posición 70/30 y lleve el ombligo hacia el ángulo trasero derecho (sureste). Imagine que ablanda y deja caer el hueso de la cadera derecha con el objeto de hacer girar las caderas, los hombros y la cabeza hacia esta posición. Con el giro, la pierna derecha se sentirá aún más pesada.

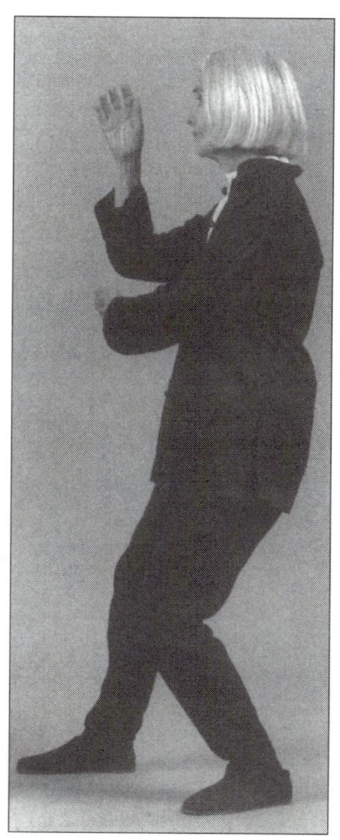

Posición 2

Ahora desplace todo el peso corporal hacia la pierna izquierda, como si se sentase sobre una silla de respaldo recto. Lleve toda la parte superior del cuerpo como una unidad. Usted vuelve a estar directamente frente a la pared derecha (este). Cuando se recuesta, la mano izquierda cae debajo del codo derecho, con la palma hacia arriba. Al mismo tiempo, el codo derecho se flexiona mientras el antebrazo derecho se levanta, con la palma mirando hacia el norte.

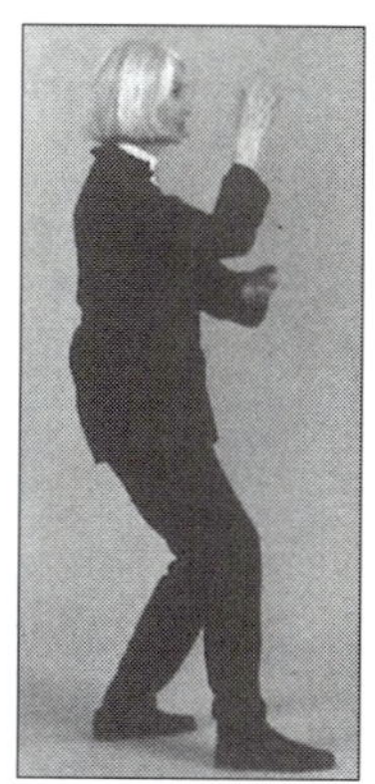

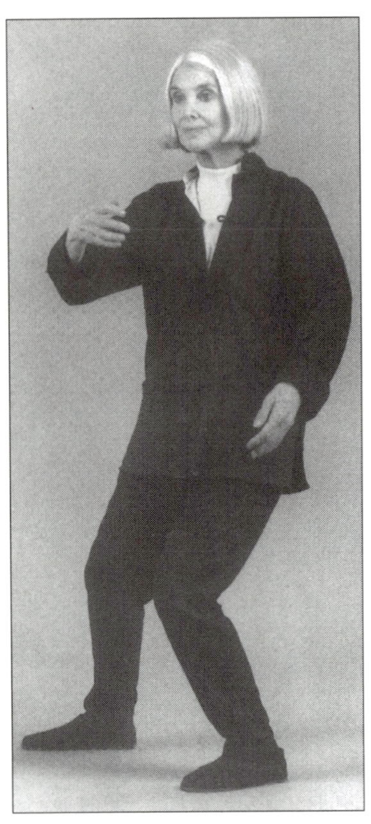

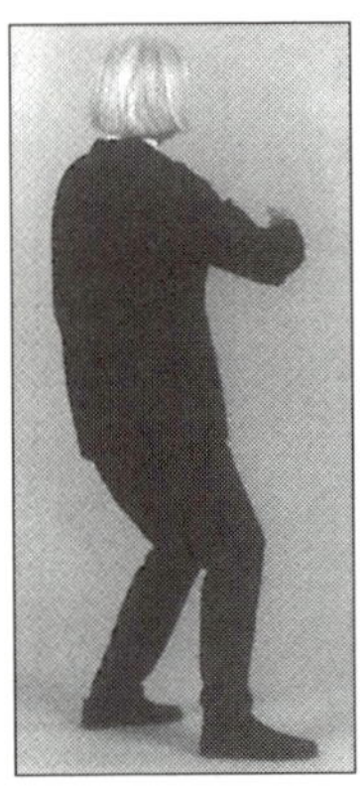

Posición 3

Afloje el hueso de la cadera izquierda mientras comienza a hacer girar la cintura hacia el frente (norte). Mantenga todo el peso corporal sobre la pierna izquierda. No mueva el pie derecho con el giro; debe estar apoyado, plano y vacío, sobre el suelo. Debido al impulso del giro, el brazo izquierdo cae lentamente hasta donde debería estar el 6 en el cuadrante de un reloj. Al mismo tiempo, el brazo derecho se mueve con el cuerpo cuando lo gira, y ahora está protegiendo el pecho.

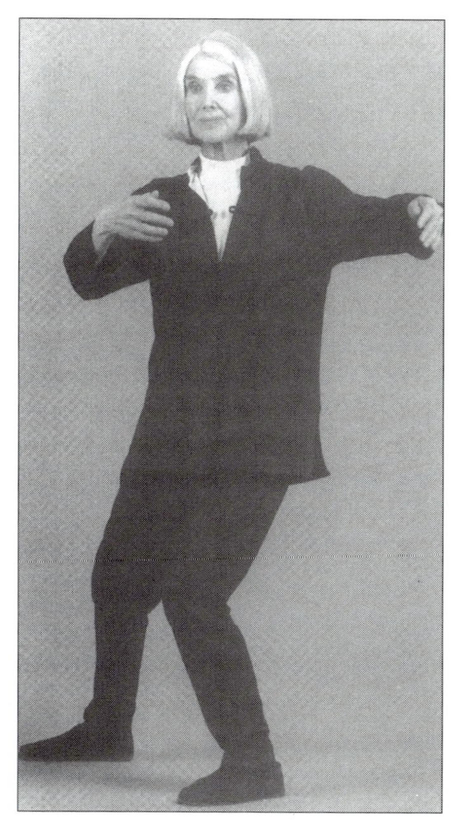

Posición 4

Continúe haciendo girar la parte frontal (norte), levantando lentamente el brazo izquierdo hasta el 9 en el cuadrante de un reloj. Imagine que el brazo está siendo levantado por una cuerda de marioneta atada a la muñeca; el hombro se deja caer, el codo está flojo y el antebrazo está libre de tensión.

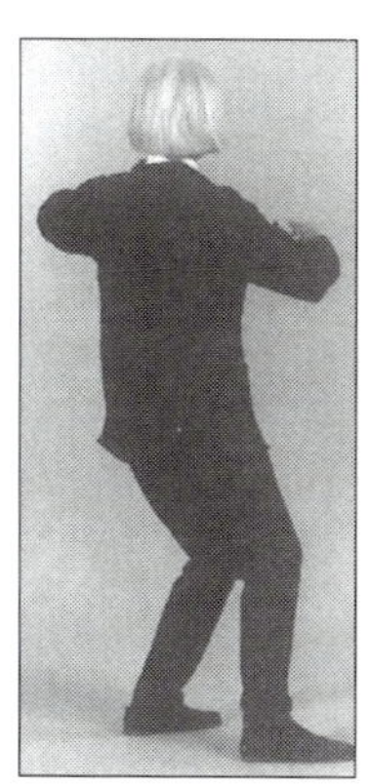

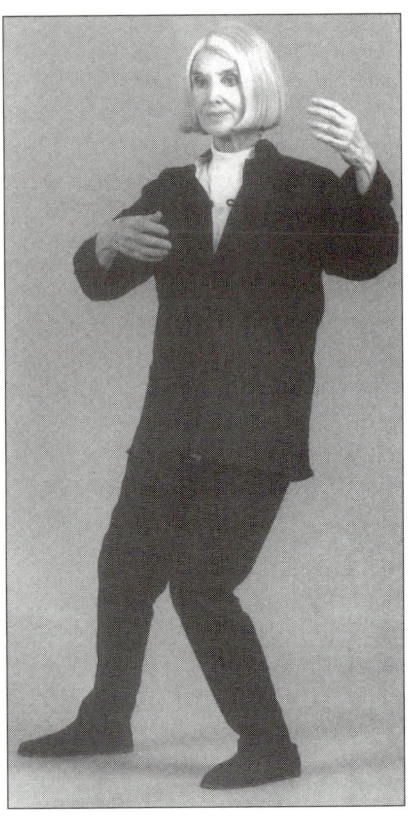

Postura 6:
Asimiento cola de gorrión, presión

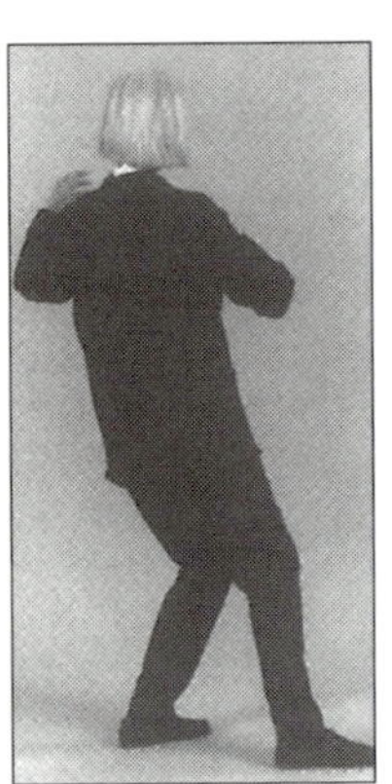

Posición 1

Mientras comienza a desplazar nuevamente el peso corporal hacia la pierna derecha, levante el codo izquierdo a fin de que se hunda incluso más, y la mano izquierda ascienda en círculo hasta quedar debajo del lóbulo de la oreja.

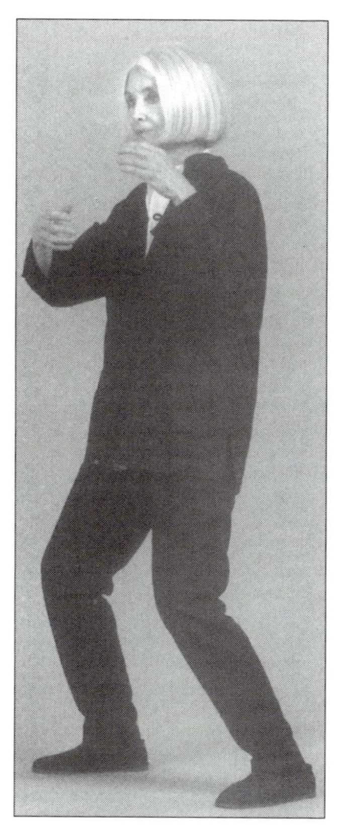

Posición 2

Mantenga el brazo izquierdo
junto al cuerpo y moviéndose
con usted mientras desplaza
el 70 % de su peso corporal
hacia la pierna derecha.
La palma derecha continúa
protegiendo su pecho. La palma
izquierda es movida por el
desplazamiento hacia adelante.

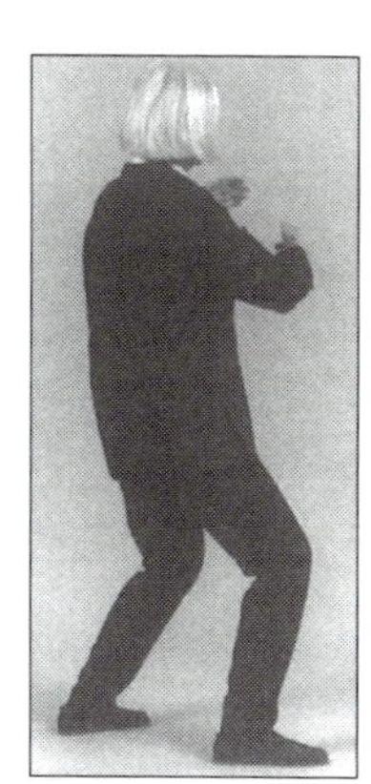

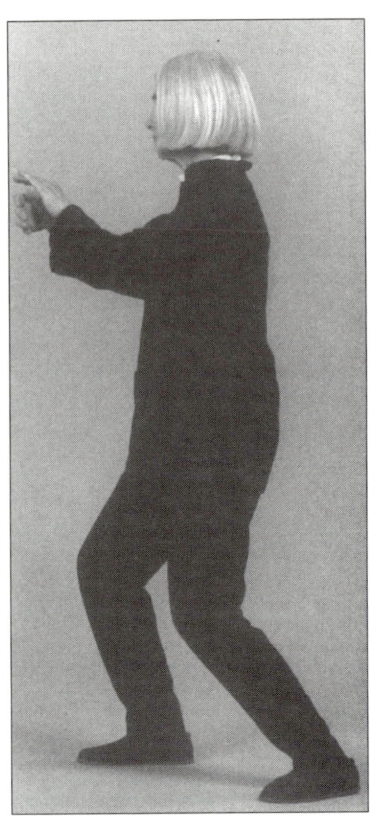

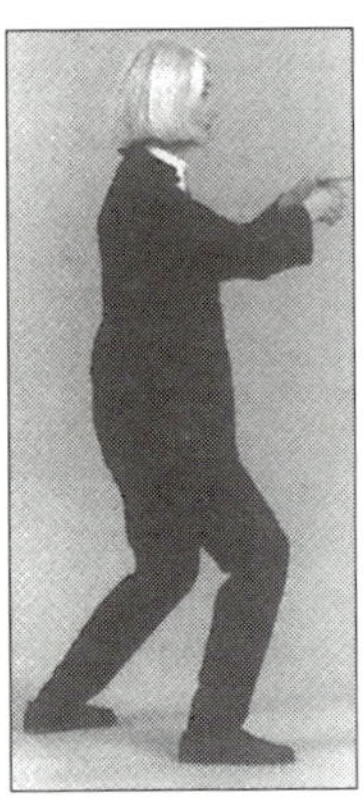

Posición 3

Ahora está en la Postura 70/30. La mano izquierda se ha unido con la mano derecha, la palma izquierda presiona ligeramente contra la parte carnosa del pulgar derecho. Mantenga la muñeca y el antebrazo izquierdos en una línea continua, suavemente curvada. Hunda el hueso de la cadera derecha y deje caer la rodilla izquierda para sentirse aún más relajado y arraigado en la postura.

Postura 7:
Asimiento cola
de gorrión, empuje

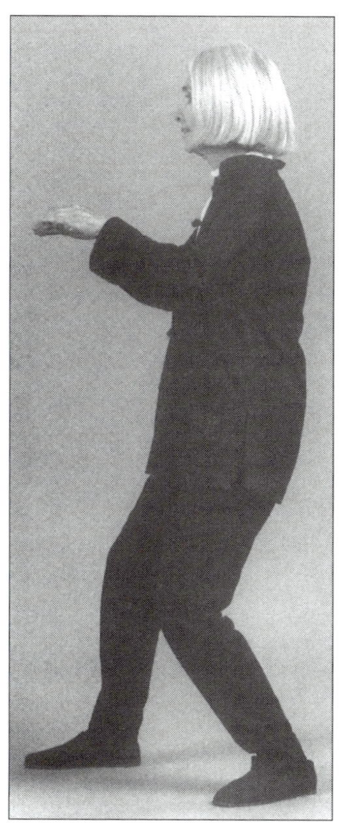

Posición 1

Continuando el flujo, vuelva
a desplazar el 100 % del peso
corporal hacia la pierna
izquierda. Cuando haga el
desplazamiento, separe las
manos y comience a dejar caer
los codos, llevando el dorso de
las muñecas hacia los hombros.

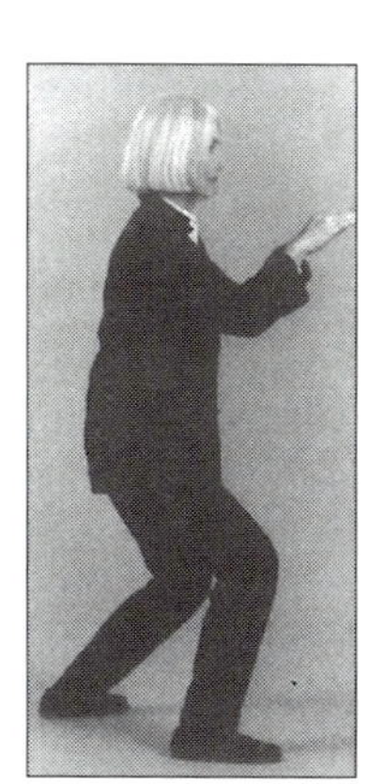

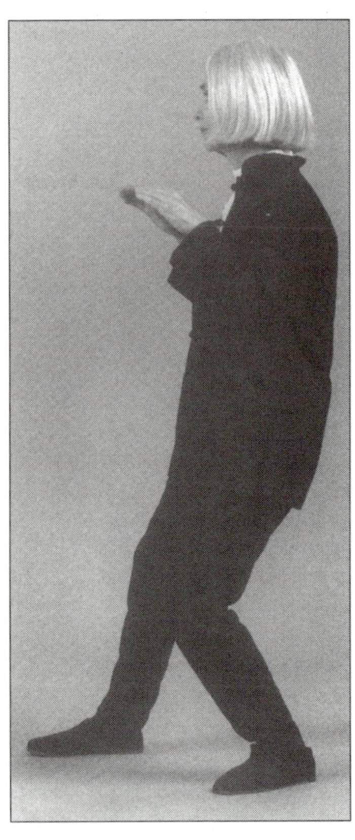

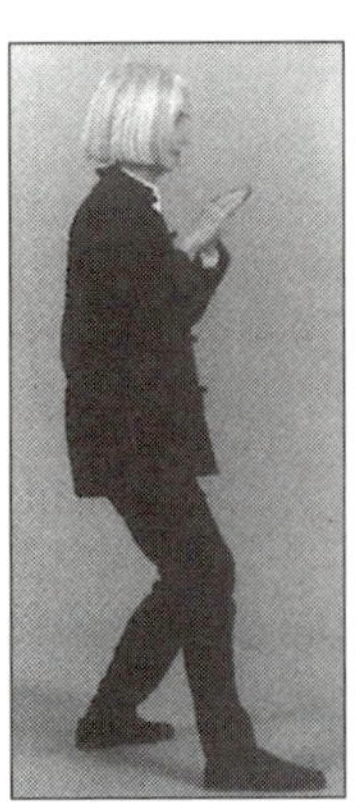

Posición 2

Sienta que la arena se derrama desde las muñecas hacia los codos cuando los brazos se mueven hacia atrás. En este movimiento y los dos siguientes estará desplazando hacia atrás y adelante. Asegúrese de no desplazar el cuerpo hacia arriba y abajo mientras se mueve, manteniendo en cambio un nivel uniforme, con las rodillas ligeramente flexionadas (en un 25 %). Imagínese desplazándose a través de un túnel bajo y tratando de evitar que su cabeza golpee contra el techo.

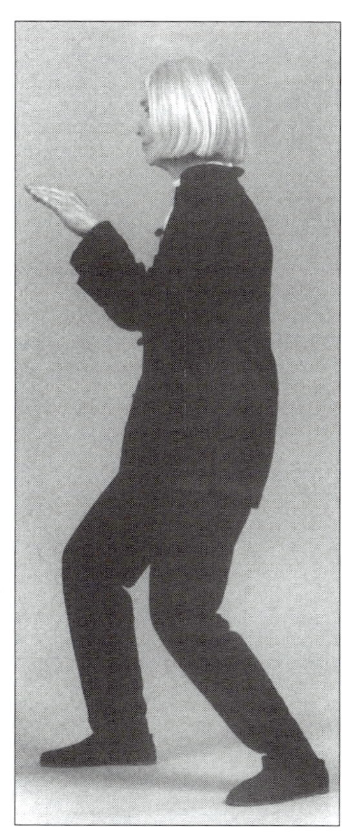

Posición 3

Vuelva a moverse hacia
adelante, desplazando
nuevamente el 70 % del peso
corporal hacia la pierna
derecha. Los brazos acompañan
el movimiento y están paralelos
a cada lado (de perfil forman
una V) cuando se mueven
hacia adelante para empujar.
Los brazos no se mueven por
su cuenta. Son movidos por
el impulso del desplazamiento
de la parte inferior del cuerpo.

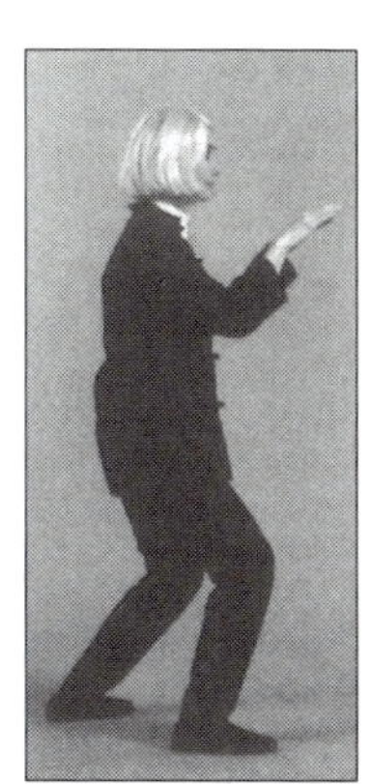

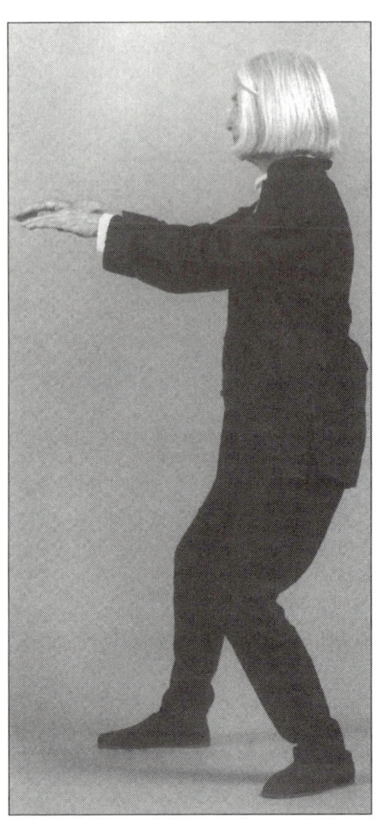

Postura 8:
Latigazo único

Posición 1

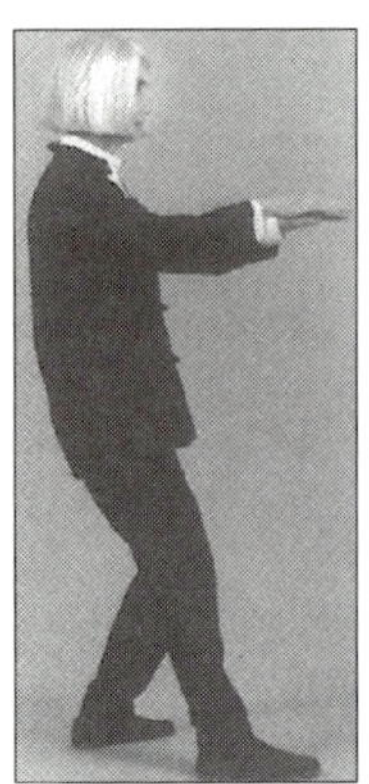

Nuevamente, todo el peso corporal vuelve a desplazarse hacia la pierna izquierda. Deje los brazos donde están y retroceda desde ellos de modo que cuando se aleje los brazos se extiendan y descansen, como si flotasen sobre el agua del mar.

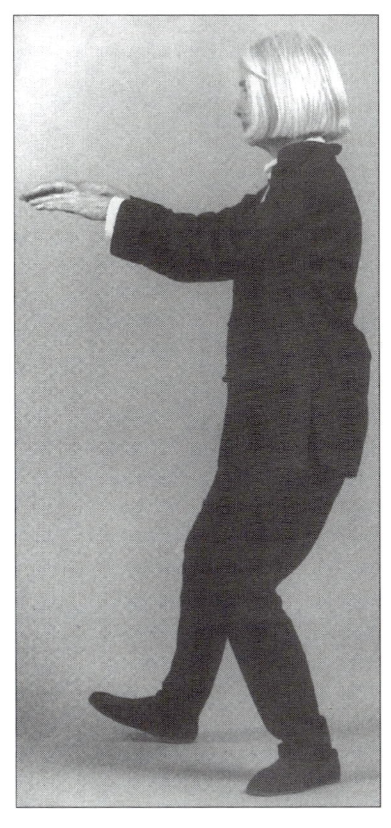

Posición 2

Está sentado; tan apoyado sobre la pierna izquierda que los dedos del pie derecho se levantan del suelo. Mantenga la línea perpendicular desde la cabeza hacia abajo a través de la columna vertebral, sin inclinarse hacia atrás. Está laxo. y relajado.

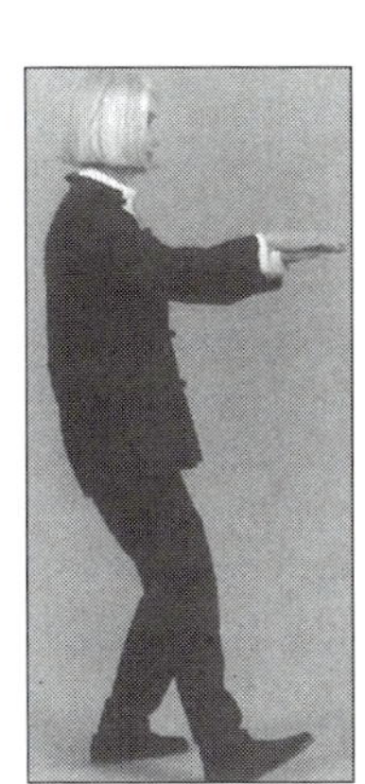

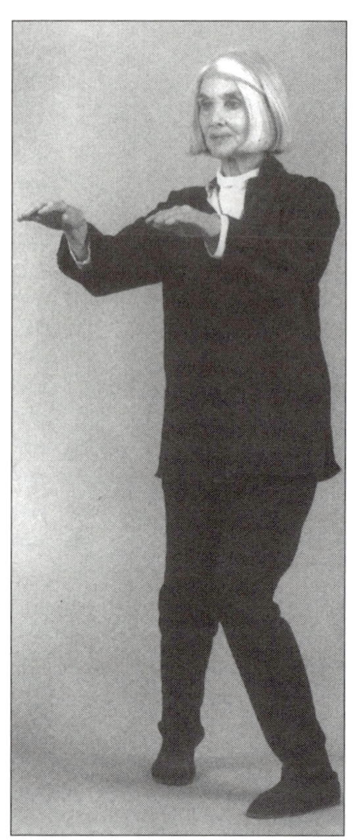

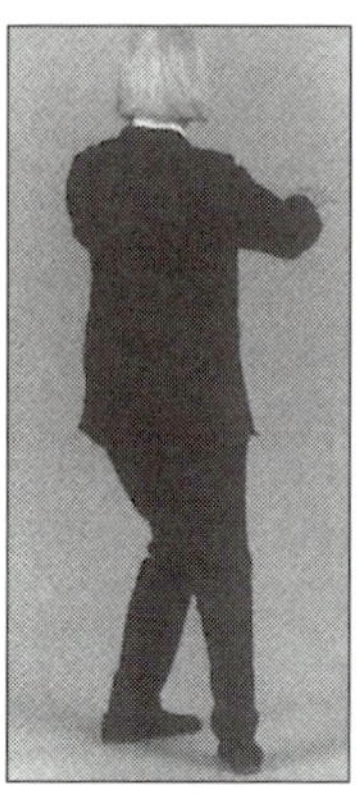

Posición 3

Pivotando sobre el talón del pie derecho vacío, comience a girar el torso hacia adelante (norte), mientras los dedos del pie derecho acompañan el movimiento. Los brazos están paralelos al suelo. No se mueven por sí mismos, sino que son movidos por la acción del giro, permaneciendo en línea con los huesos pélvicos. El talón derecho se gira hasta que el pie queda plano, apuntando directamente hacia adelante (norte) y vacío de peso.

Posición 4

Manteniendo todo el peso
corporal en la pierna
izquierda, afloje el hueso
de la cadera izquierda y
continúe girando hacia la
izquierda como si hiciese
girar el poste de un carrusel,
hacia el ángulo delantero
izquierdo (noroeste). Los
brazos nunca están fuera
de línea en relación con los
huesos pélvicos. Todo el
peso sigue descansando en
la pierna izquierda; la pierna
derecha está hueca. Ambas
rodillas están igualmente
flexionadas. Al principio
puede resultar difícil
conseguir esta forma; gire
sólo hasta donde pueda,
manteniendo todo el peso
corporal en la pierna
izquierda mientras conserva
un equilibrio perpendicular.

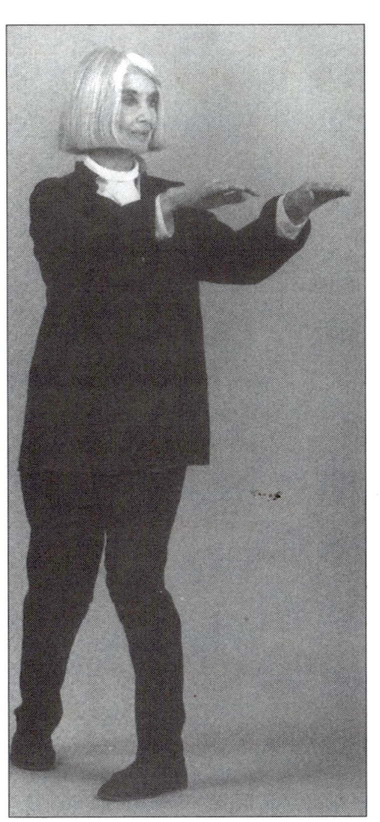

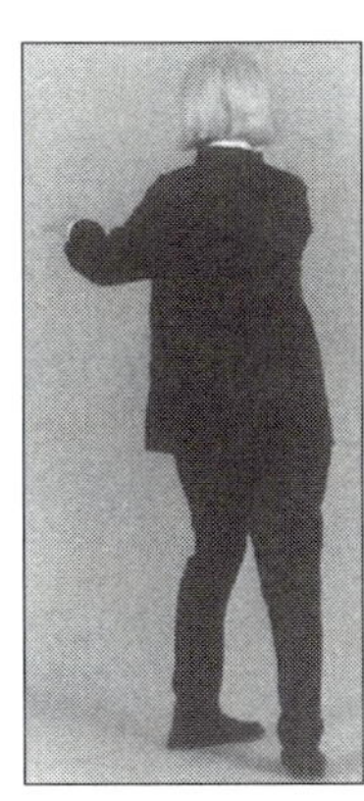

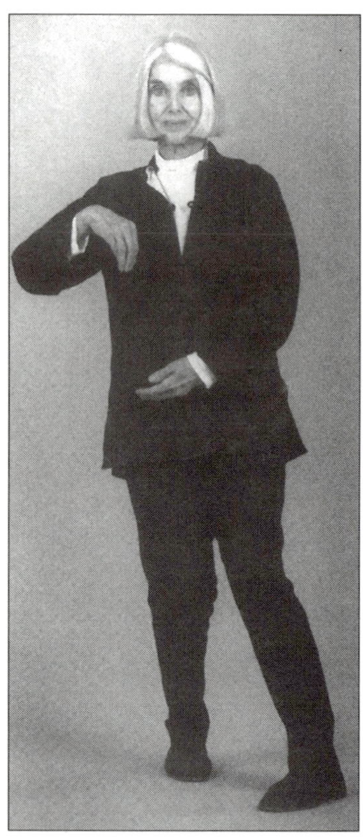

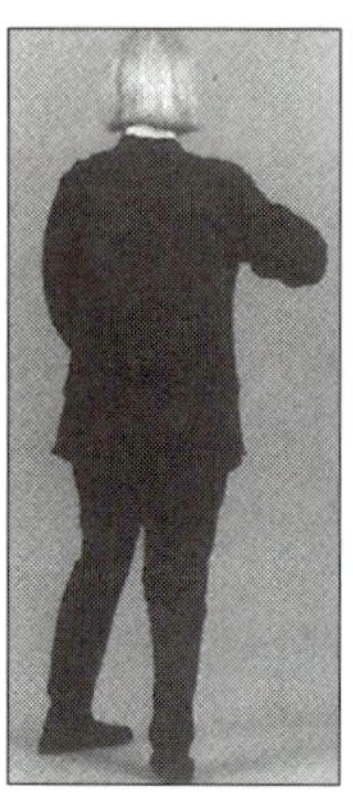

Posición 5

En el mismo ritmo lento, vuelva a llevar todo el peso corporal hacia la parte superior de la pierna derecha, llenando esa pierna con arena mientras vacía por completo la pierna izquierda, que llega a estar hueca. Simultáneamente, los brazos vuelven hacia el cuerpo. La mano derecha forma el pico de un pájaro (los cuatro dedos y el pulgar unidos como para coger una pizca de sal), justo debajo de la axila derecha. La mano izquierda se coloca junto a la cadera derecha, como si fuese un plato para recoger las migas imaginarias que caen del pico del pájaro. Ahora está en un perfecto equilibrio vertical, como el de una plomada, desde la coronilla hacia abajo de la columna vertebral, a través de la rabadilla, a través de la pierna derecha y hacia el centro de la tierra.

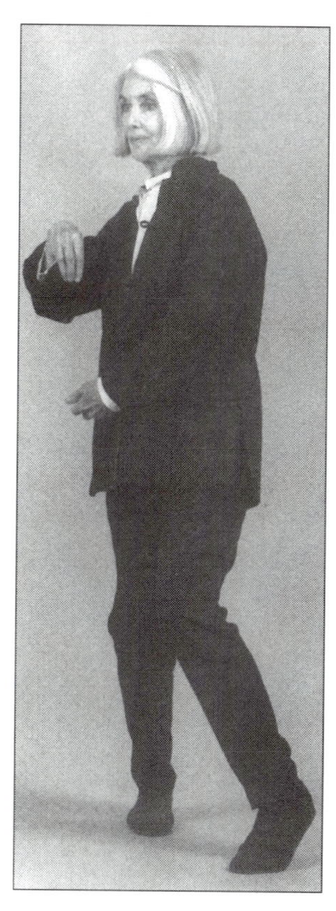

Posición 6

Haga girar el poste del carrusel
hacia el ángulo frontal derecho
(noreste). Levante el talón del pie
izquierdo vacío. Los brazos y las
manos permanecen donde están,
con la mano derecha formando
el pico de un pájaro y la mano
izquierda formando un plato junto
a la cadera derecha.

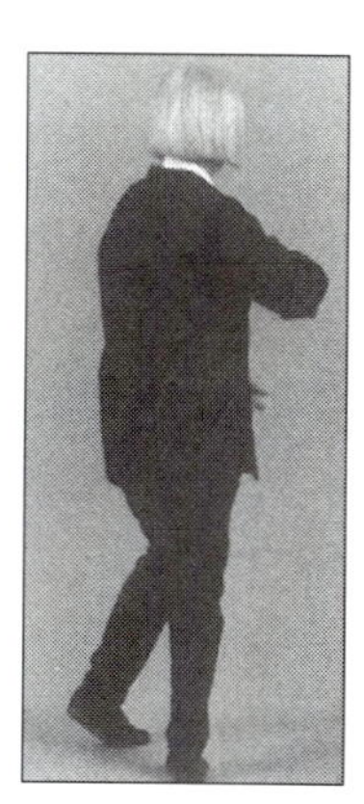

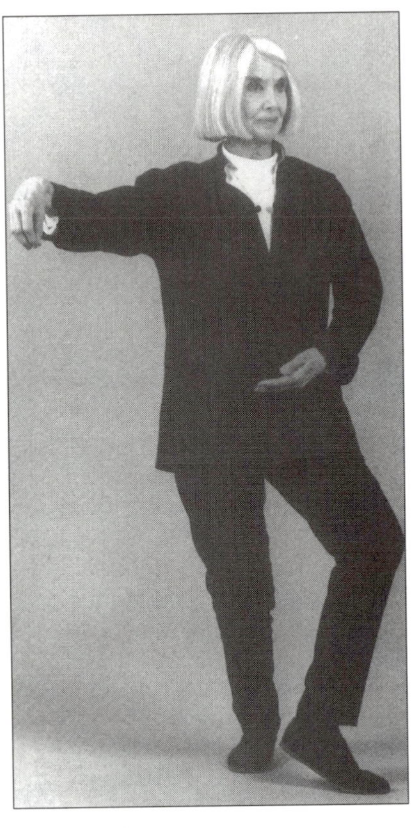

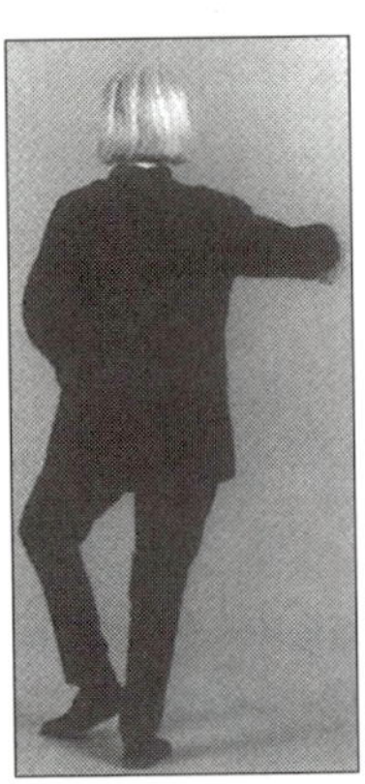

Posición 7

Gire el cuerpo en el poste del carrusel hacia la izquierda mientras el talón del pie izquierdo gira hacia la derecha. Simultáneamente, la mano que forma el pico del pájaro se desplaza a la misma velocidad hacia el ángulo frontal derecho (noreste). Estas dos acciones deben realizarse al unísono.

Posición 8

Dejando el pico del pájaro en el ángulo noreste, de un gran paso con el pie izquierdo pegado al suelo (apoyando primero el talón) y coloque el pie (vacío) en el ángulo izquierdo frontal del rectángulo imaginario proyectado hacia la pared izquierda (oeste). Usted está frente al ángulo frontal izquierdo (noroeste). Cuando desplace el 70 % del peso corporal hacia la pierna izquierda, lentamente la palma izquierda sube por delante de su cuerpo en un arco hasta llegar a su cara. De nuevo, el brazo con la mano que forma el pico de pájaro permanece donde está. Mantenga el codo del brazo derecho ligeramente flexionado a fin de que no haya tensión.

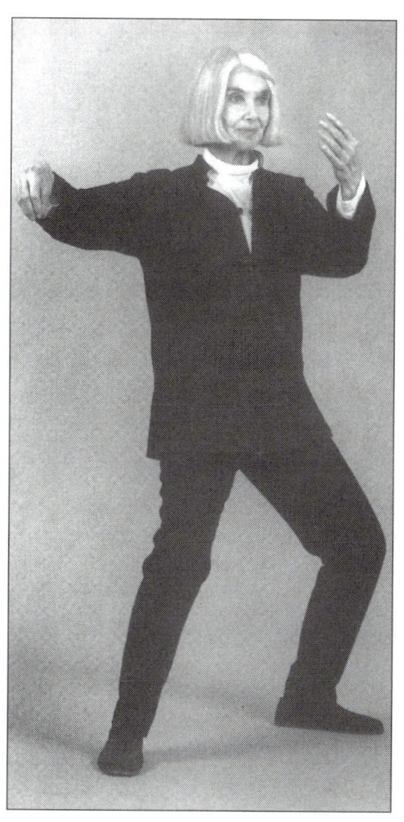

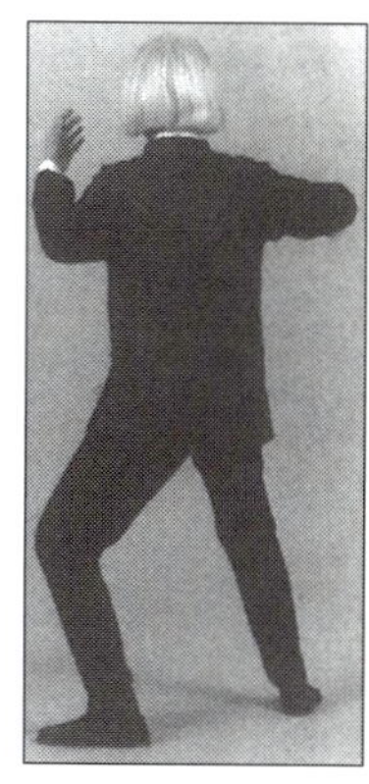

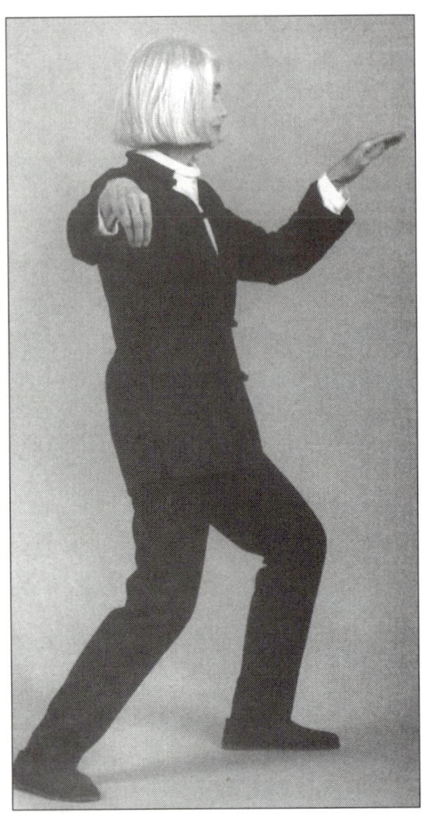

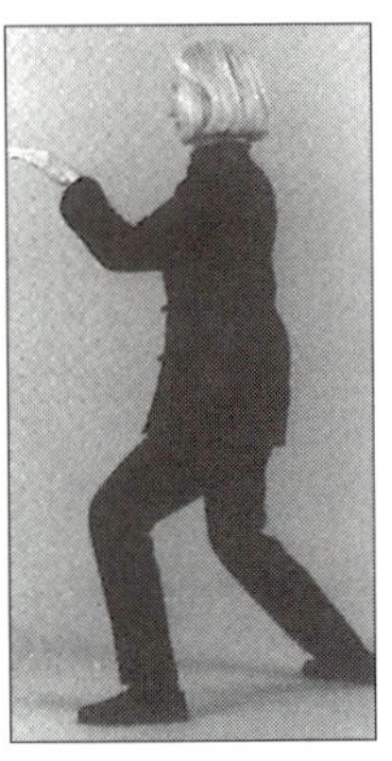

Posición 9

En el último momento, cuando los dedos del pie derecho se levantan y usted está pivotando sobre el talón derecho para girar directamente hacia la pared izquierda (oeste), la palma izquierda se da vuelta hacia afuera. Ahora está en la Postura 70/30. Deje caer la cadera izquierda; deje caer la rodilla derecha. La mano derecha sigue formando la figura del pico de un pájaro. El brazo izquierdo está directamente delante del hombro izquierdo y la mano izquierda forma la figura de la cabeza de un cisne (véase p. 31).

Postura 9: Alzamiento de manos

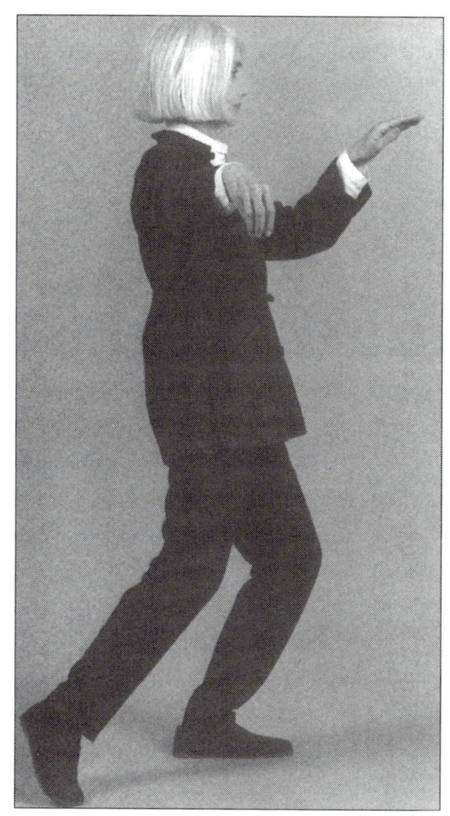

Posición 1

Dejando que el movimiento comience desde la base de la columna vertebral, desplace el 100 % del peso corporal hacia la pierna izquierda. El talón del pie derecho se levanta del suelo. Deje que la mano derecha penda.

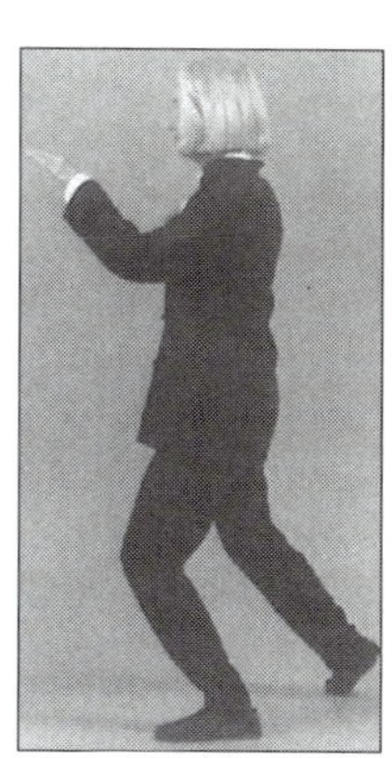

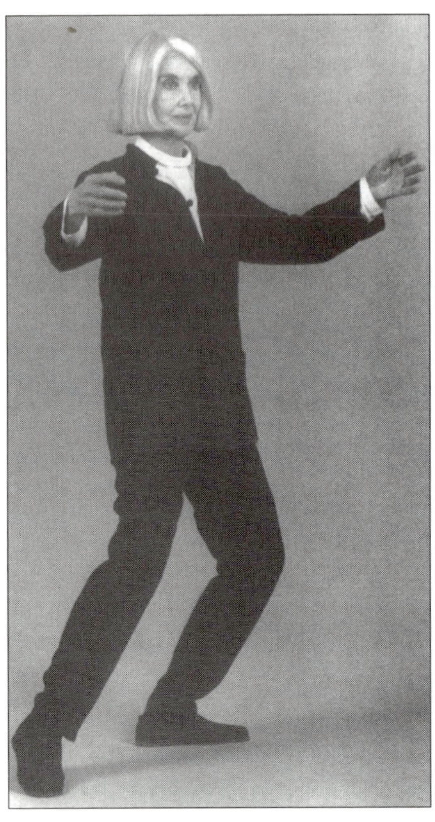

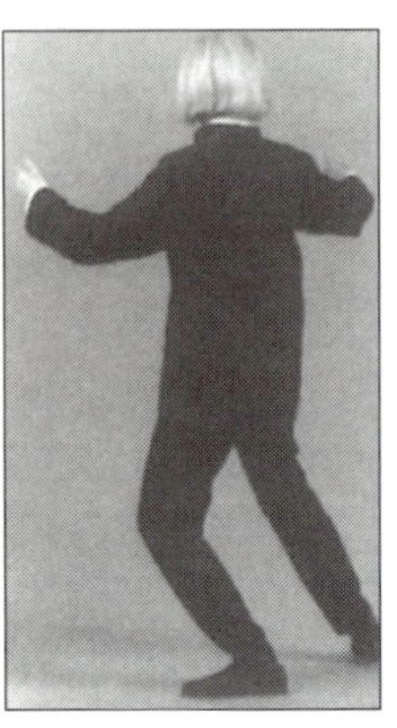

Posición 2

Deje caer más peso en la pierna izquierda mientras gira la cintura hacia el ángulo frontal izquierdo (noroeste). La pierna derecha está vacía, mientras sólo los dedos del pie tocan el suelo. Simultáneamente, mientras realiza el giro, abra las palmas de las manos hasta que queden enfrentadas, como si estuviese sosteniendo una pelota de playa muy grande.

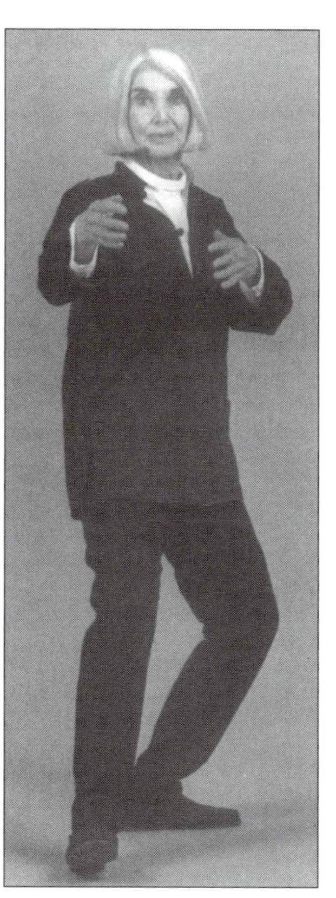

Posición 3

Gire el torso aún más hacia la derecha hasta que quede casi adelante. La pierna derecha flexionada (y vacía) se levanta y se coloca delante de la pierna izquierda flexionada, sólo con el talón tocando el suelo. Con el levantamiento de la pierna derecha, los brazos quedan casi en líneas paralelas, con la palma izquierda frente al codo derecho. Ambos codos están ligeramente flexionados y las muñecas arqueadas como si estuviese a punto de rasguear las cuerdas de un arpa. Éste es el único momento en que se quebranta la regla nariz-encima-del-ombligo: el cuerpo sigue frente al ángulo, pero ahora la cabeza mira directamente hacia el norte.

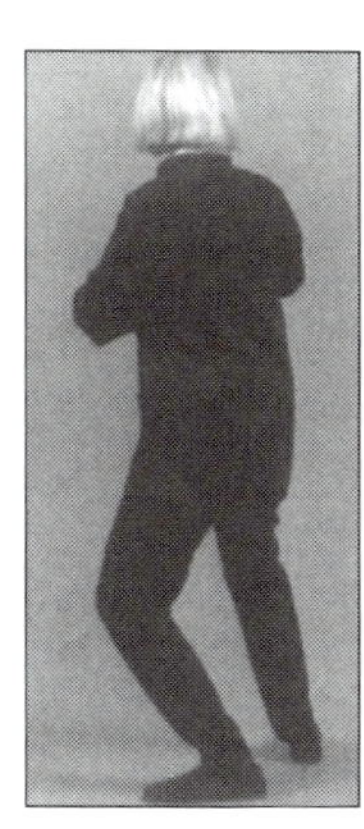

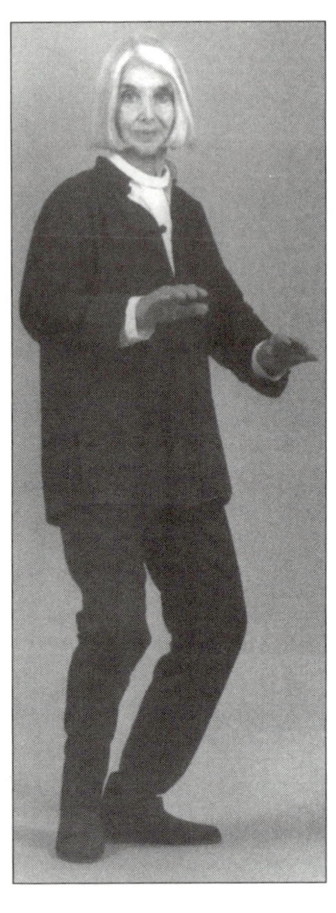

Postura 10: Inclinación hacia adelante

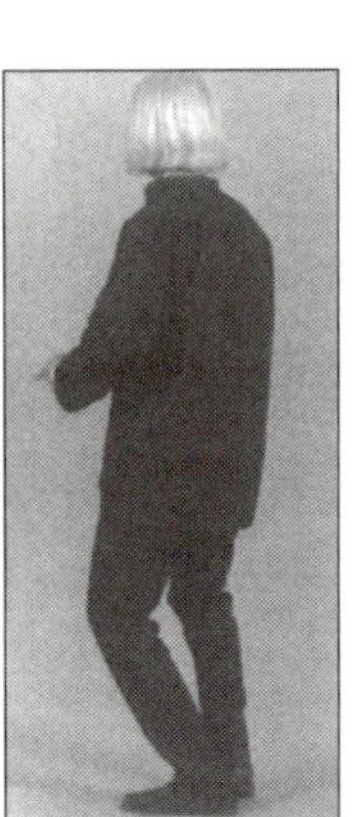

Posición 1

Con todo el peso corporal todavía en la pierna izquierda, en el mismo ritmo lento vuelva a llevar el pie derecho delante del pie izquierdo, apoyando en el suelo sólo la almohadilla del pie. Deje que el pie derecho se vacíe de peso. Simultáneamente, mientras el pie derecho vuelve hacia atrás, las manos (impulsadas por la base de las palmas) descienden lentamente, empujando hacia abajo como si estuviese venciendo la resistencia del agua del mar. Mantenga el pecho plano y la rabadilla hacia abajo.

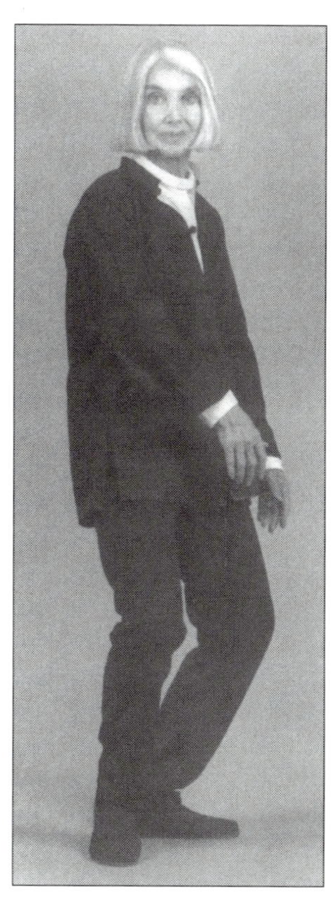

Posición 2

La palma derecha protege
la ingle; la mano izquierda está
junto al lado izquierdo del
cuerpo. La pierna izquierda
aguanta el 100 % del peso
corporal. Mantenga la pierna
derecha hueca. Mantenga
el equilibrio perpendicular
(de la cabeza hasta la rabadilla).

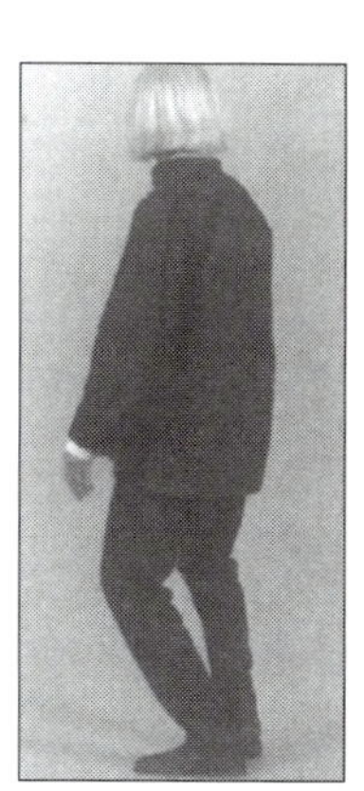

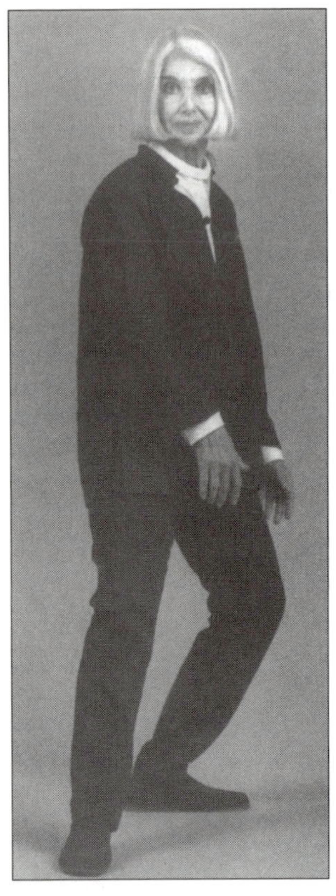

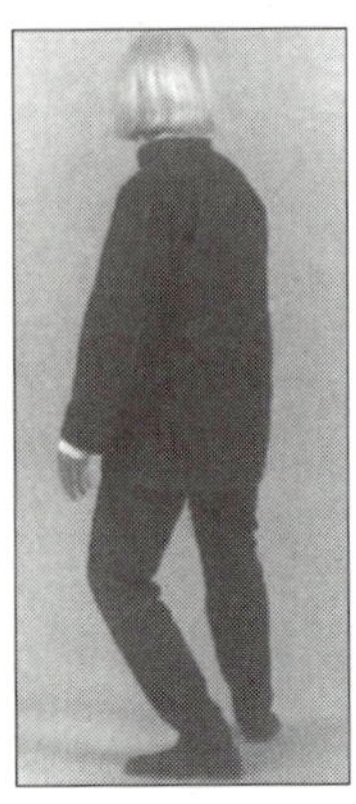

Posición 3

Manteniendo todo el peso en
la pierna izquierda, deje caer
aún más el peso sobre ella
mientras vuelve a dar un paso
hacia adelante con el pie derecho,
apoyando primero el talón
y bajándolo vacío, con los dedos
mirando hacia el norte.
Las rodillas permanecen
igualmente flexionadas.

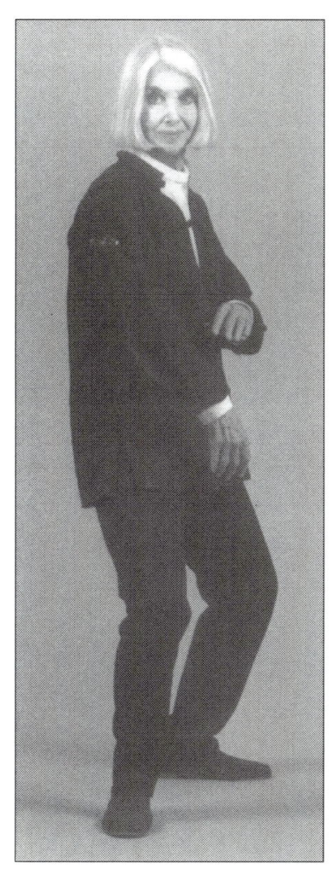

Posición 4

Lentamente desplace el 70 %
del peso corporal hacia la pierna
derecha, mientras el brazo
derecho sigue protegiendo la
ingle. Al mismo tiempo, la mano
izquierda se alza y se oculta
detrás del brazo derecho, para
descansar entre el codo y la
muñeca, con la palma hacia
abajo. No permita que el codo
derecho sobresalga; en cambio,
mantenga el brazo redondeado,
desde el hombro hasta la palma,
como un arco.

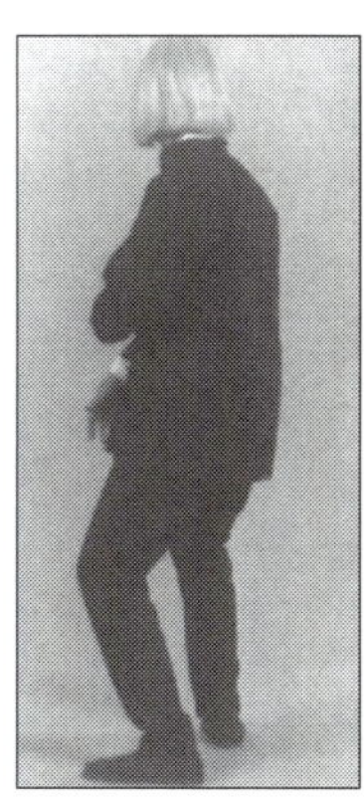

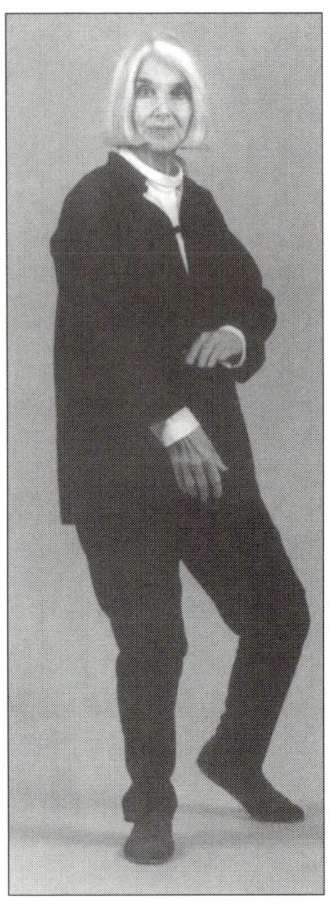

Postura 11:
La cigüeña despliega sus alas

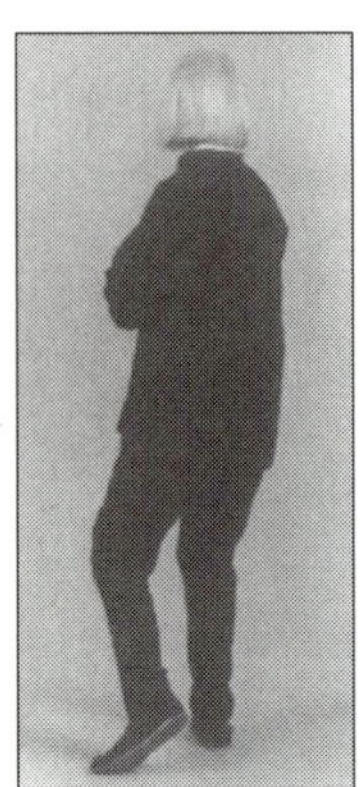

Posición 1

Desde la base de la columna vertebral, desplace todo el peso corporal hacia la pierna derecha. El talón del pie izquierdo se levanta. La cabeza sigue mirando directamente hacia adelante, mientras el cuerpo apunta hacia el ángulo frontal izquierdo (noroeste).

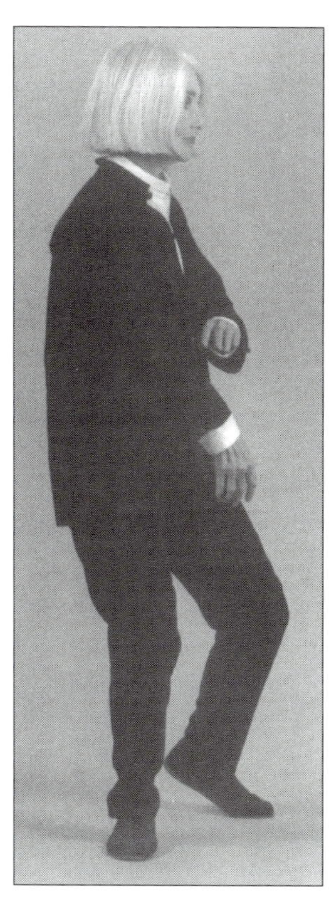

Posición 2

Gire la cintura para quedar
directamente frente a la pared
izquierda (oeste). No se esfuerce
por poner los huesos de la cadera
en ángulo recto; si afloja y deja
caer el hueso de la cadera
izquierda mientras gira, quedará
casi mirando directamente al
oeste. Mediante este giro la pierna
derecha parecerá más arraigada
y equilibrada.

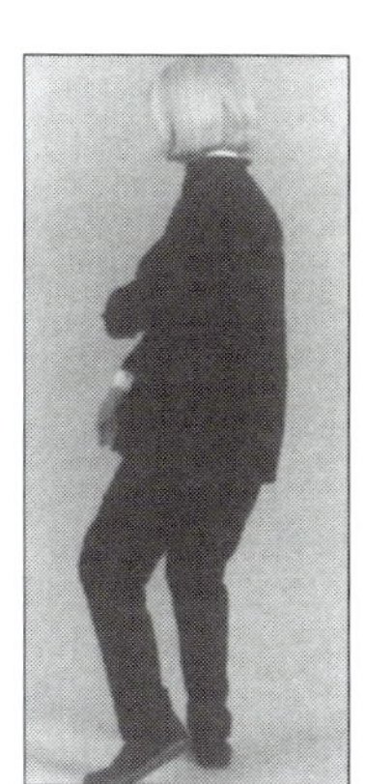

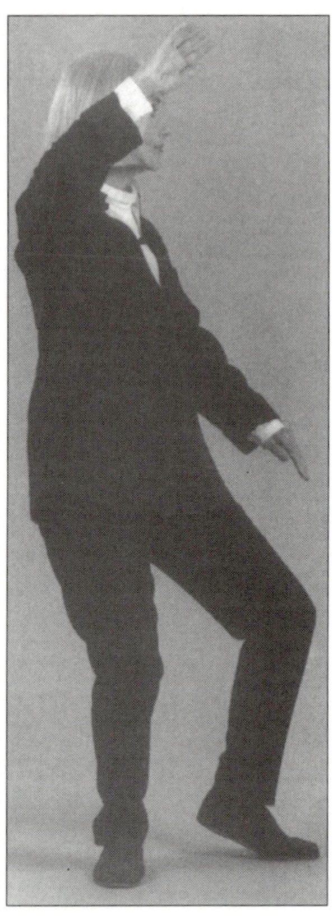

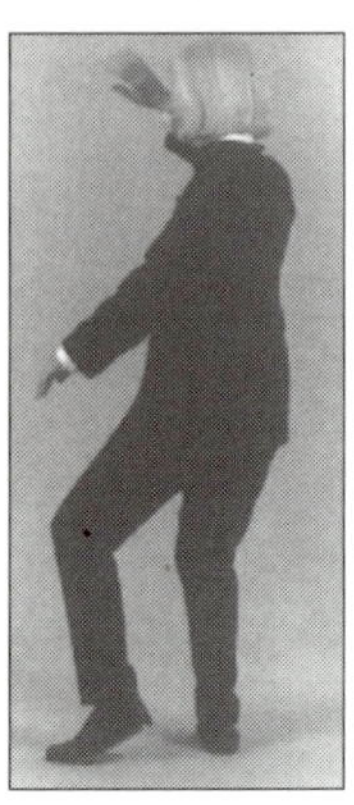

Posición 3

Ahora libere iniciando un «despliegue de alas». La mano derecha sube hasta proteger la sien, con la palma hacia afuera, mientras la mano izquierda desciende al costado del cuerpo. Simultáneamente, el pie izquierdo vacío se levanta y se pone delante del talón derecho, apoyando sólo los dedos y sin soportar ningún peso. El «ala» derecha –en el codo– se ha levantado hasta colocarse a la altura de la barbilla. Trate de no levantar el hombro mientras alza el brazo derecho. Mientras mueve los brazos recuerde la resistencia de la presión del agua.

Postura 12:
Barrido de rodilla
izquierda y paso de torsión

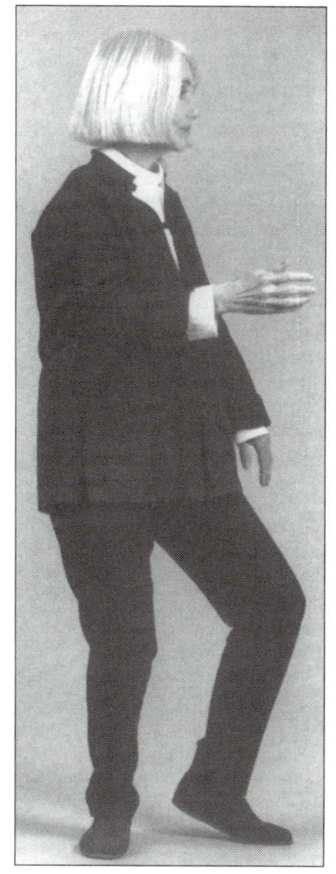

Posición 1

Lleve hacia abajo el brazo derecho desde la sien a través del agua del mar. Mientras el brazo desciende lentamente, mantenga el codo derecho junto al cuerpo y la palma terminará quedando hacia afuera, en el lugar del 6 en el cuadrante de un reloj. El peso corporal en la pierna derecha sigue siendo del 100 % y los huesos de las caderas siguen mirando directamente hacia la pared izquierda (oeste).

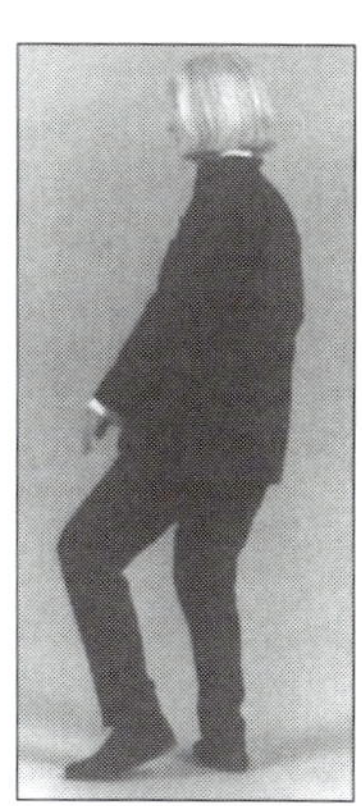

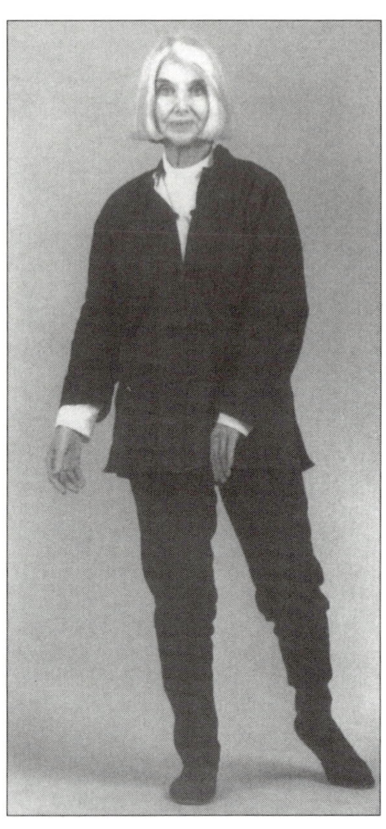

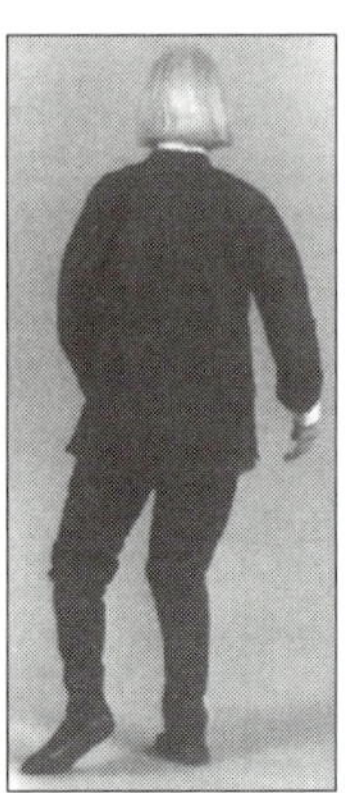

Posición 2

Afloje el hueso de la cadera derecha, gire la cintura directamente hacia adelante (norte). Mientras gira, lleve los brazos con usted. El brazo derecho se coloca junto al cuerpo y el brazo izquierdo se coloca entre los muslos, con la palma vuelta de manera de quedar mirando hacia el muslo izquierdo. La mano izquierda está posicionada con precisión; no deje que pierda su energía mientras se prepara para el siguiente movimiento.

Posición 3

Continuando el impulso, el brazo derecho se alza lentamente hasta ocupar el lugar del 9 en el cuadrante de un reloj. Imagine que el brazo es levantado por una cuerda de marioneta atada a la muñeca. Mantenga la mano izquierda colocada exactamente entre los muslos, con la palma mirando hacia el muslo izquierdo. Permanezca equilibrado verticalmente sobre la pierna derecha.

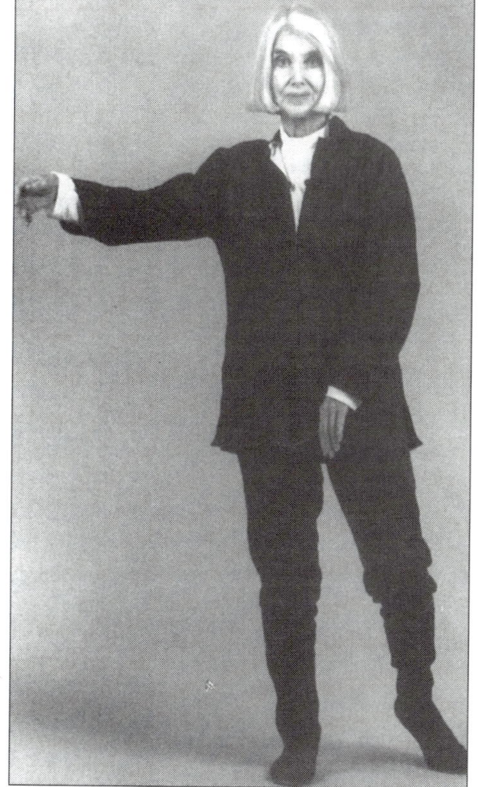

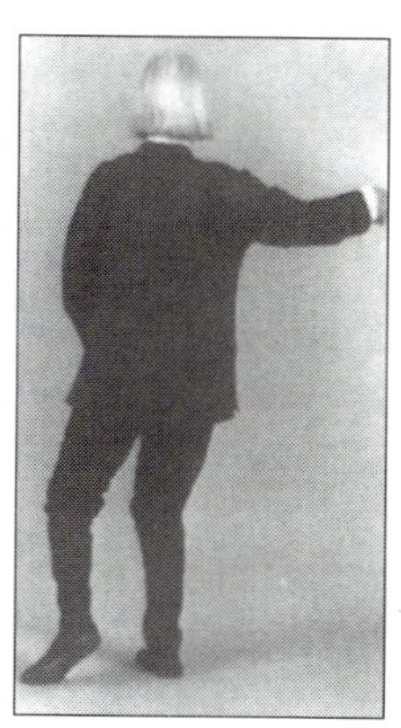

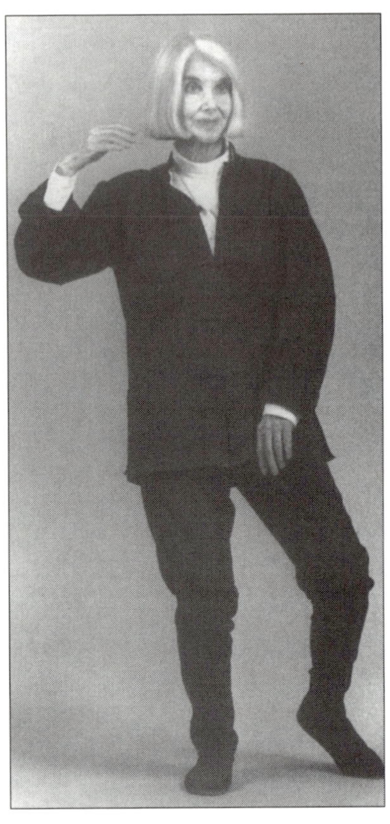

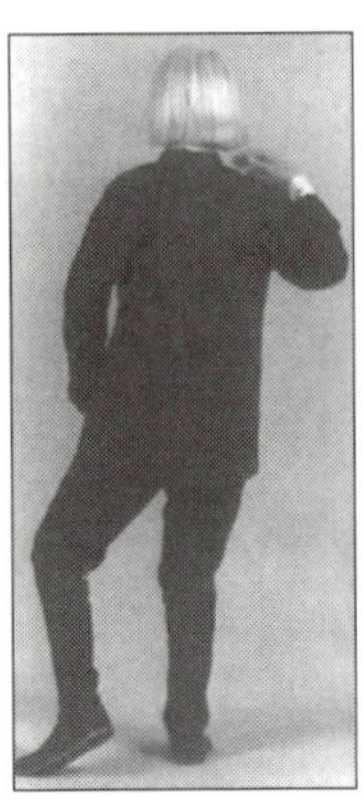

Posición 4

Deje caer más peso sobre la pierna derecha y afloje el hueso de la cadera izquierda para girar y quedar mirando hacia al ángulo frontal izquierdo (noroeste). Mientras gira, deje caer el codo derecho; la palma derecha acompaña el movimiento y llega justo debajo del lóbulo de la oreja derecha. El codo permanece flojo.

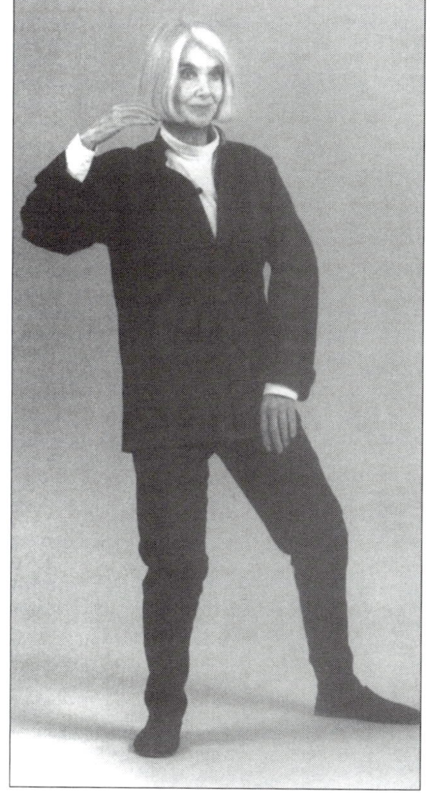

Posición 5

Deje caer aún más el peso sobre la pierna derecha para arraigarse y dé un paso hacia afuera con la pierna izquierda vacía, apoyando primero el talón, apuntando al ángulo izquierdo de un rectángulo imaginario proyectado directamente hacia la pared izquierda (oeste). La pierna izquierda no tiene ningún peso cuando la apoya en el suelo. Mantenga la energía viva en la mano izquierda siendo consciente de ella.

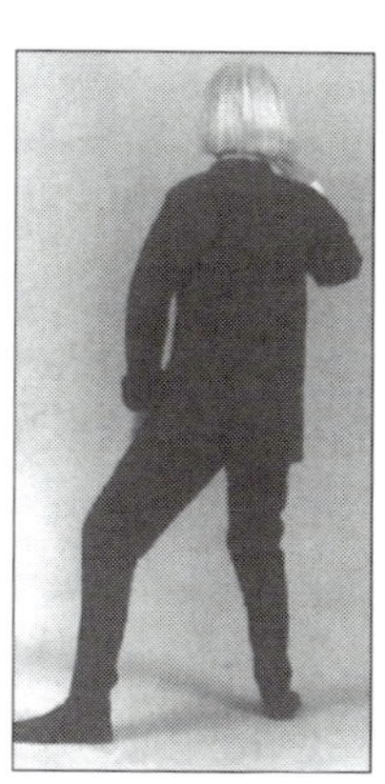

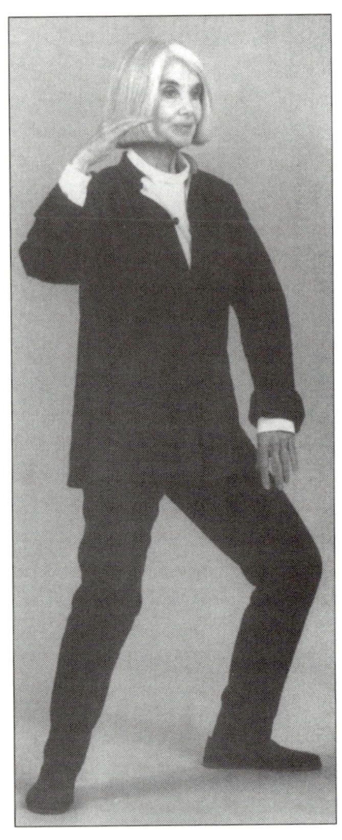

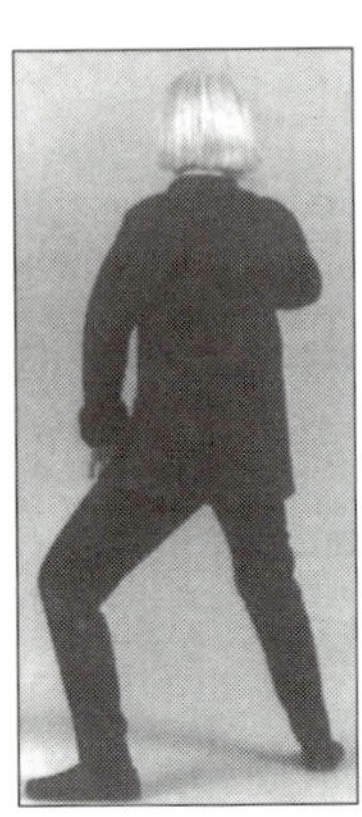

Posición 6

Usted está mirando hacia el ángulo noroeste de la habitación mientras desplaza el 70% de su peso corporal hacia el muslo izquierdo sin cambiar la posición de las manos.

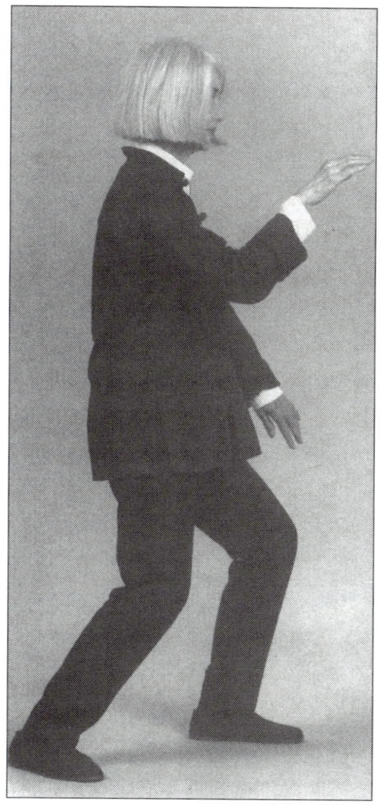

Posición 7

Continuando el impulso, levante los dedos del pie derecho. Mientras pivota sobre el talón derecho, la acción de la pelvis girando envía la mano izquierda sobre la rodilla izquierda, empujando el aire. La mano izquierda se coloca junto al lado izquierdo del cuerpo. Simultáneamente, deje caer el codo derecho de modo que la palma derecha vaya hacia adelante directamente delante del hombro derecho, en la posición «Cabeza de cisne». Ahora está en la Postura 70/30. Permanezca relajado.

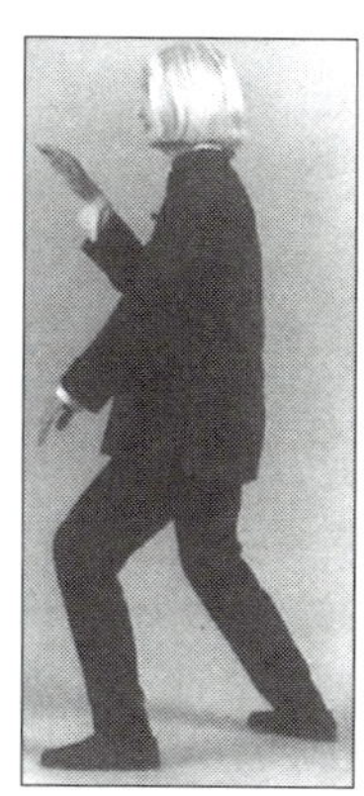

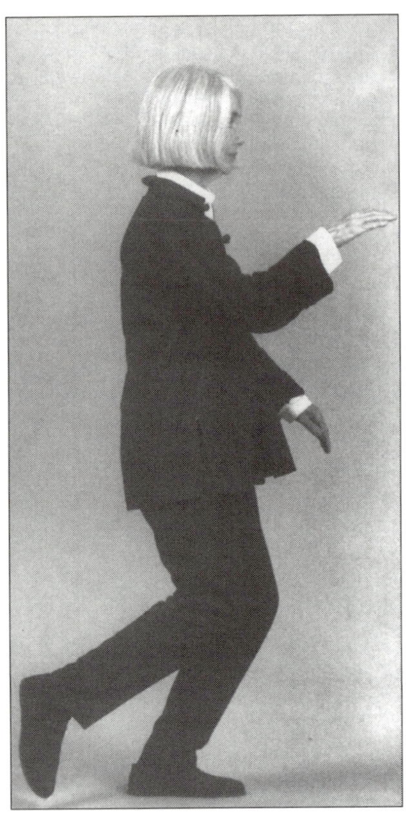

Postura 13:
Tocar la guitarra

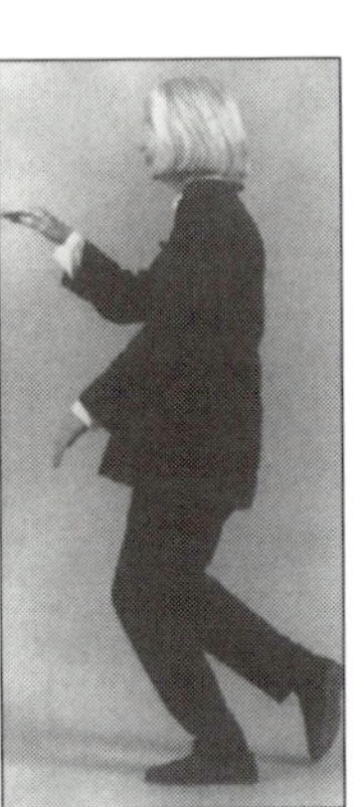

Posición 1

Desplace todo el peso corporal hacia la pierna izquierda, guiándose con la rabadilla, no con el pecho; ahora el pie derecho está despegado del suelo. Equilibrado sobre el pie izquierdo, deje caer la rodilla derecha. Mantenga una línea perpendicular desde la coronilla hasta la base del pie y permanezca relajado. Mantenga la pierna derecha completamente vacía; no apunte con los dedos del pie.

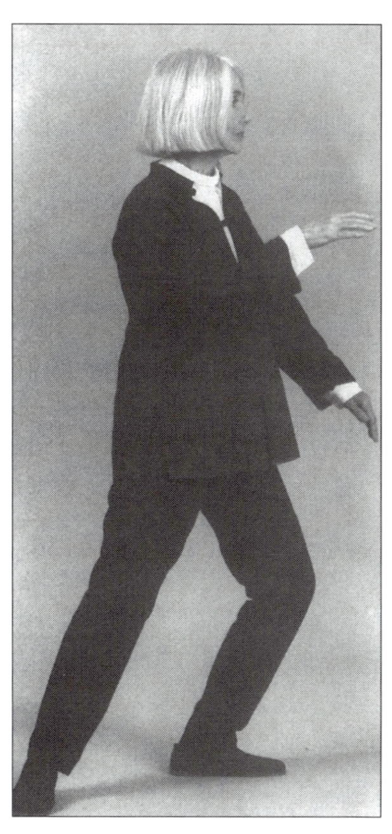

Posición 2

Siempre mirando
directamente hacia la pared
izquierda (oeste), deje caer
más peso corporal sobre
la pierna izquierda y
retroceda con la pierna
derecha. Los dedos del pie
descienden primero y el
pie apunta directamente
hacia adelante (norte).
Todo el peso corporal sigue
estando en la pierna
izquierda.

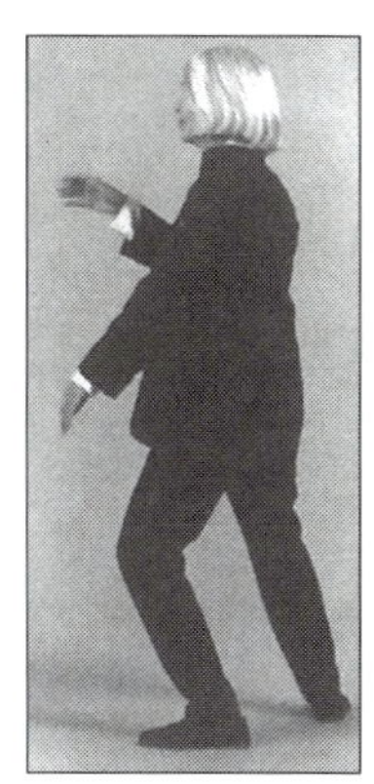

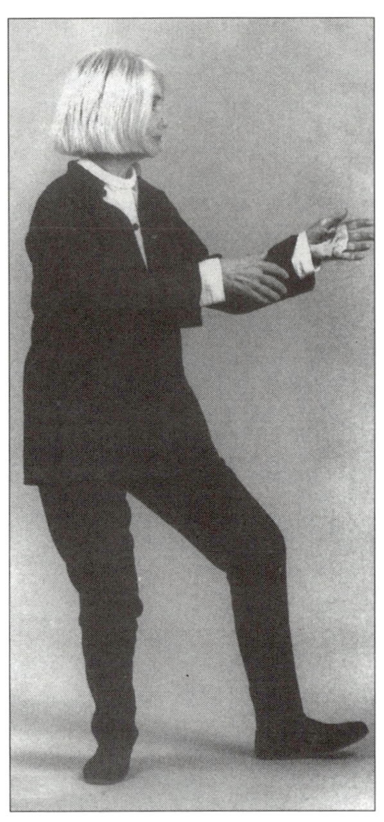

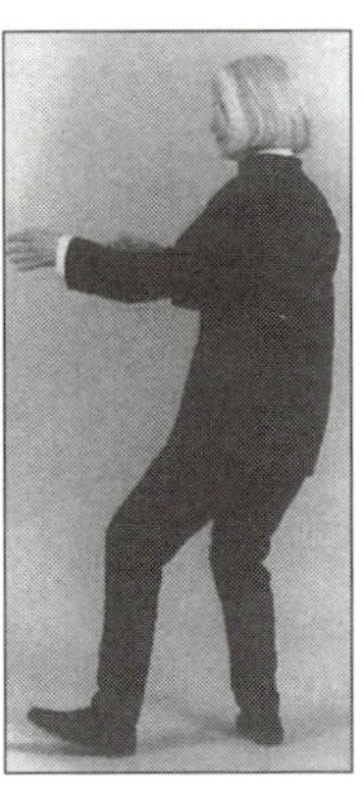

Posición 3

Vuelva a llevar todo el peso corporal hacia la pierna derecha. Mientras hace esto, levante la pierna izquierda vacía y lleve el talón izquierdo delante del talón derecho, todavía sin ningún peso en él. Simultáneamente, el brazo derecho retrocede con el movimiento y la palma derecha queda frente al codo izquierdo (el brazo izquierdo está ahora más adelante que el derecho). Los brazos adoptan la posición de tocar una guitarra; ambas rodillas están igualmente flexionadas.

Postura 14: Barrido de rodilla izquierda y paso de torsión (repetir)

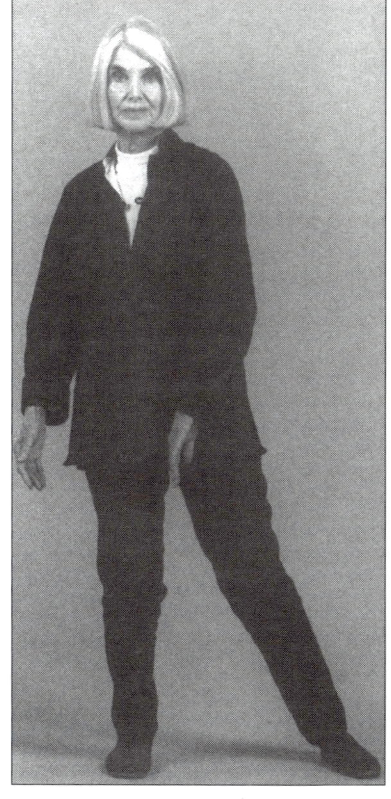

Posición 1

Deje caer el pie izquierdo hacia abajo y haga lo mismo con los brazos mientras gira la rodilla hacia adelante (norte). El brazo derecho vuelve a estar junto al cuerpo; el brazo izquierdo está colocado entre los muslos, con la palma mirando hacia el muslo izquierdo. Puesto que la palma izquierda mantiene la acción de este paso, no deje que llegue a ser un peso muerto.

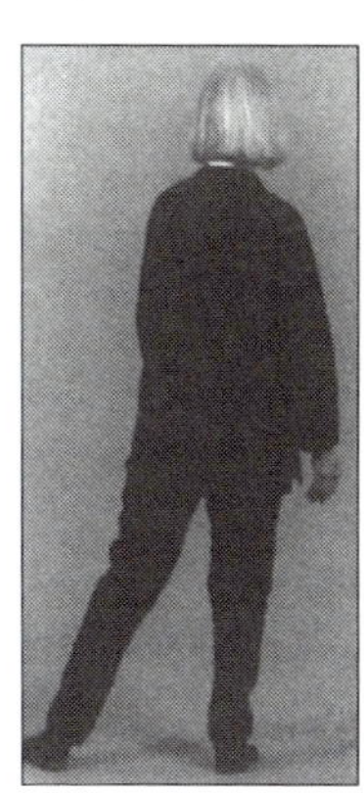

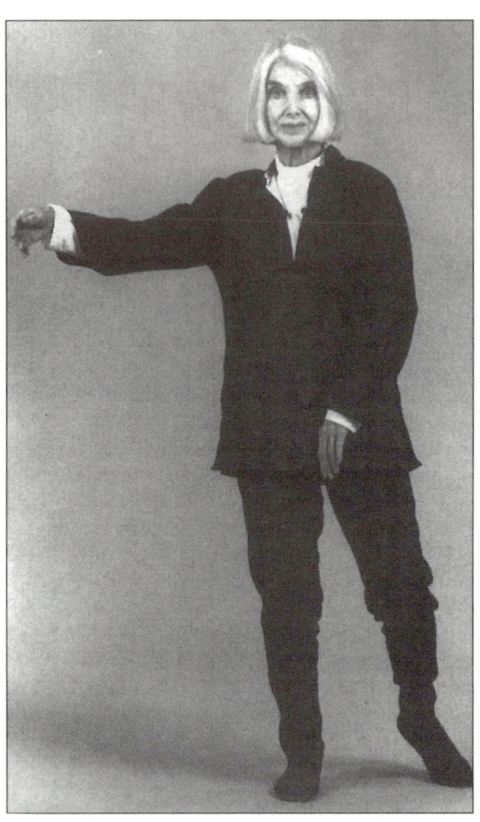

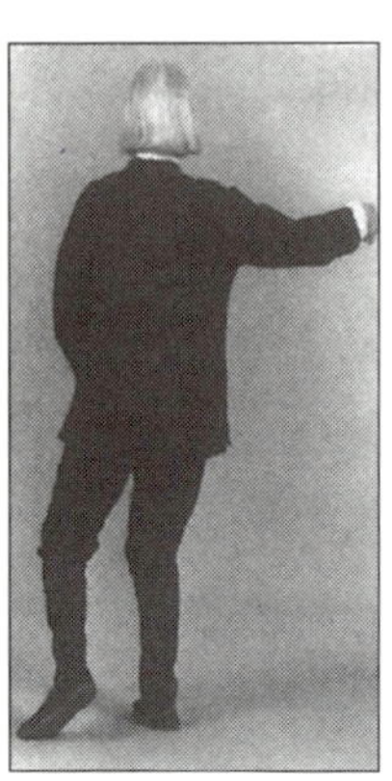

Posición 2

Continuando el movimiento, el brazo derecho se alza lentamente hasta el lugar del 9 en el cuadrante de un reloj. La mano izquierda permanece entre los muslos, con la palma mirando hacia el muslo izquierdo. Levante el talón del pie izquierdo.

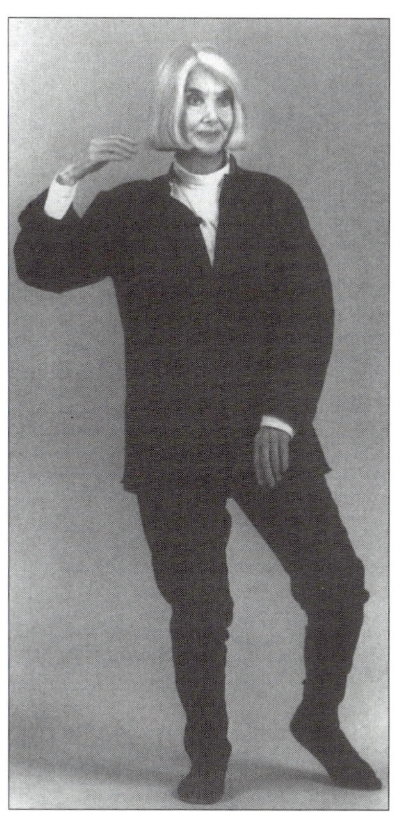

Posición 3

Gire hasta quedar mirando
el ángulo frontal izquierdo
(noroeste). Mientras gira,
el codo derecho cae hacia
abajo y la palma derecha
acompaña el movimiento
y llega justo debajo del
lóbulo de la oreja
derecha.

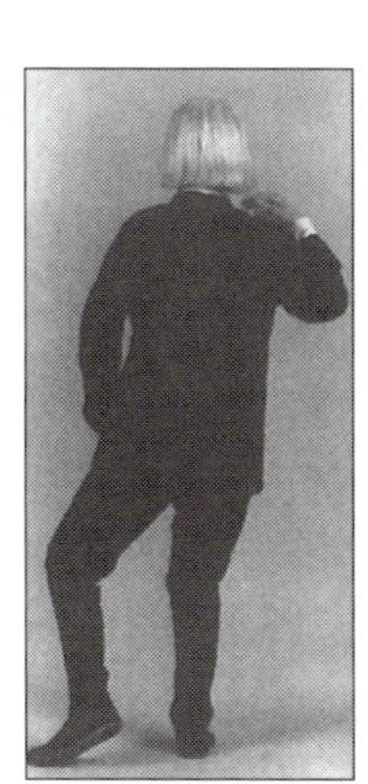

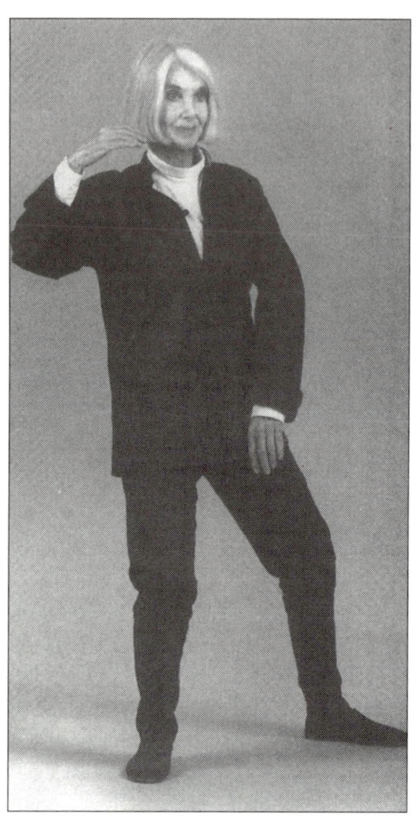

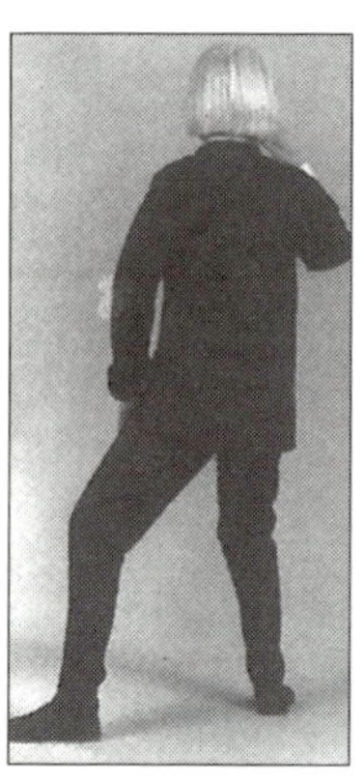

Posición 4

Deje caer más peso corporal hacia la pierna derecha y dé un paso hacia afuera con la pierna izquierda, apoyando primero el talón, en un rectángulo proyectado directamente hacia la pared izquierda (oeste). Asegúrese de alejar la pierna hacia la izquierda lo suficiente, de manera que entre ambas piernas quede una distancia equivalente al ancho de los hombros; cuando apoye la pierna izquierda en el suelo no debe haber en ella ningún peso. La mano izquierda está entre los muslos y la palma derecha queda debajo del lóbulo de la oreja derecha.

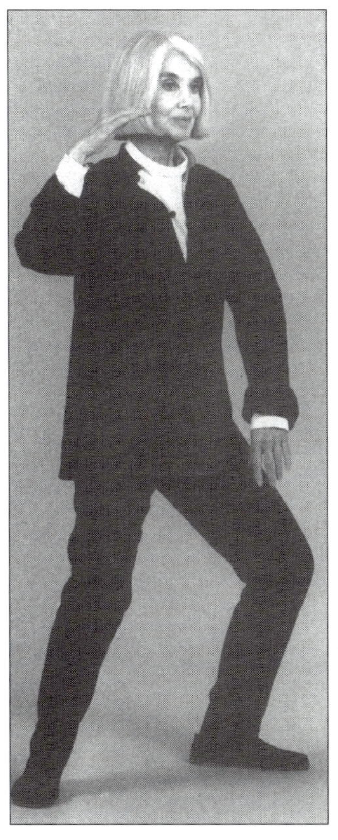

Posición 5

Sin dejar de estar frente al ángulo, desplace el 70 % del peso corporal hacia la pierna izquierda. Mientras levanta los dedos del pie derecho (desquiciar la puerta) pivote sobre el talón y gire directamente hacia la pared izquierda (oeste). A partir de la fuerza del giro, la mano izquierda vuelve a hacer un barrido sobre la rodilla sin tocarla.

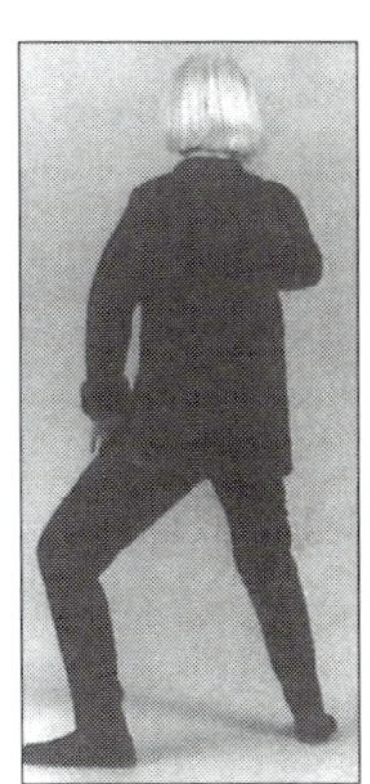

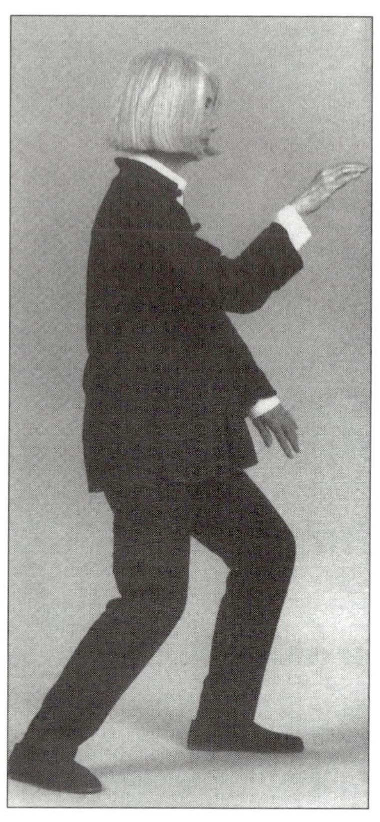

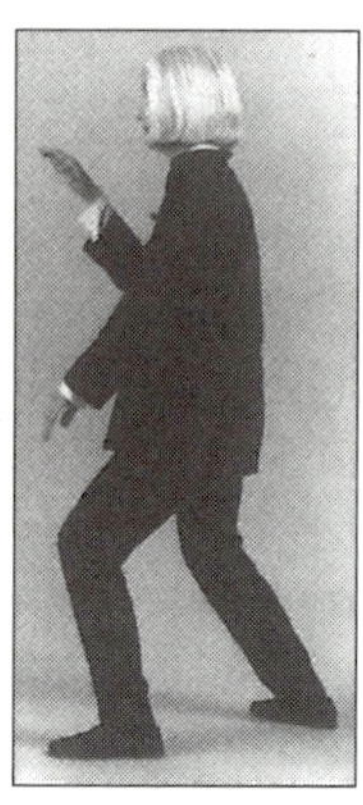

Posición 6

La mano izquierda se coloca junto al lado izquierdo del cuerpo. Al mismo tiempo, el codo derecho cae con el giro de la cintura y la mano derecha se mueve hacia adelante hasta quedar en la posición «Cabeza de cisne».

Postura 15:
Dar un paso hacia adelante, desvío hacia abajo, rechazar y pegar

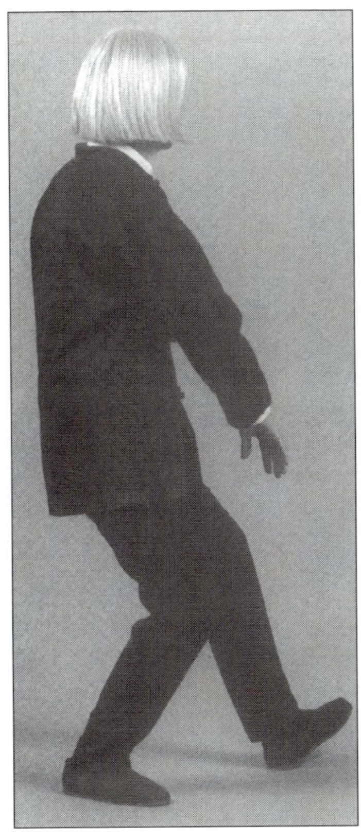

Posición 1

Con todo el peso corporal, vuelva a llevar toda la parte superior del cuerpo hacia la pierna derecha, levante los dedos del pie izquierdo y gire la cintura hacia el ángulo trasero (suroeste). Mientras cambia y gira, los brazos descienden y rodean el muslo izquierdo, con las palmas hacia el cuerpo.

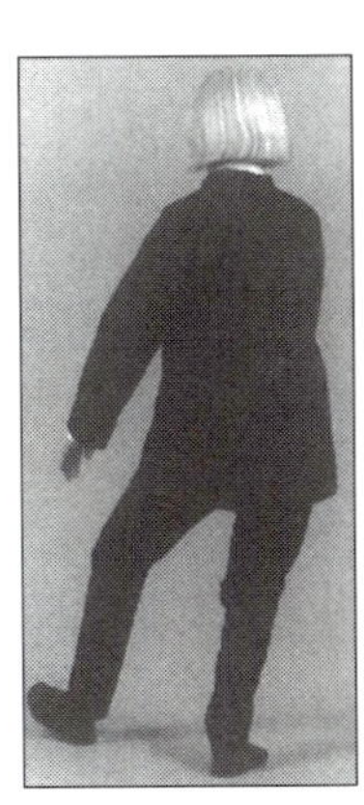

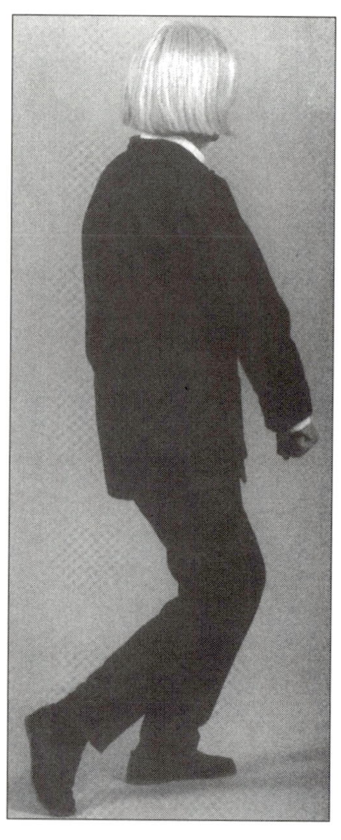

Posición 2

Empujando la rabadilla hacia adelante, lentamente desplace el 100 % del peso corporal hacia la pierna izquierda. Mientras se mueve, el talón del pie derecho se levanta del suelo. Simultáneamente cierre la mano derecha hasta formar un puño. Mantenga el pecho plano y la rabadilla hacia abajo.

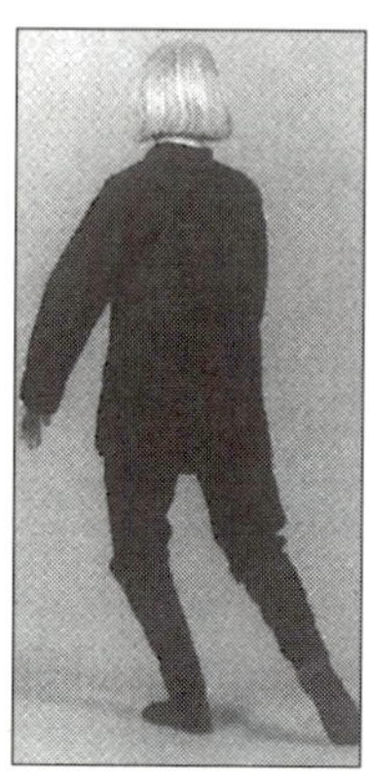

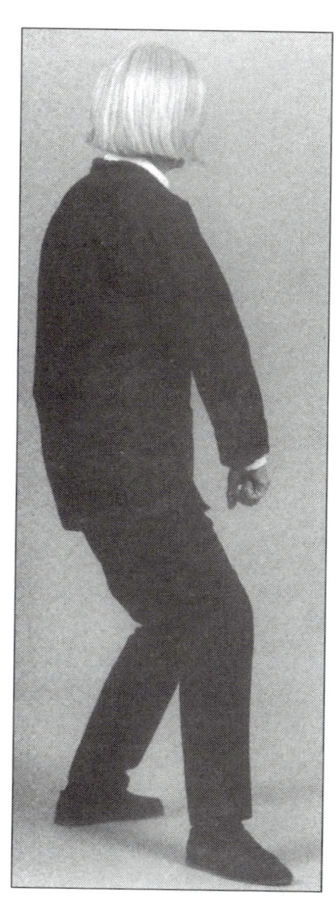

Posición 3

Asegúrese de que los huesos de las caderas siguen mirando hacia el ángulo trasero mientras coloca el pie derecho vacío en un ángulo recto en relación con el arco del pie izquierdo, a una distancia suficiente del pie izquierdo como para permitirle flexionar las rodillas con el objeto de dejar caer el torso.

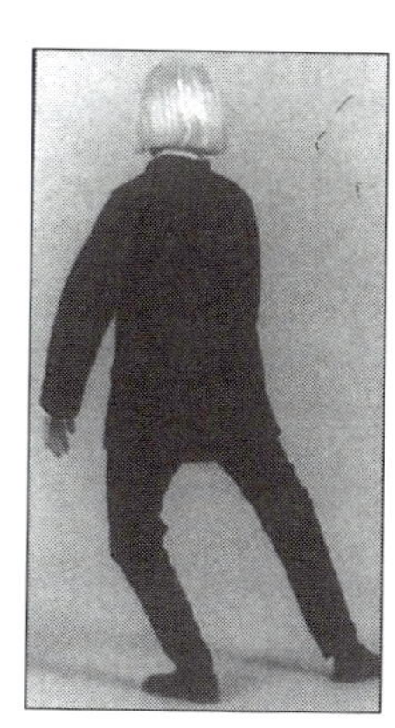

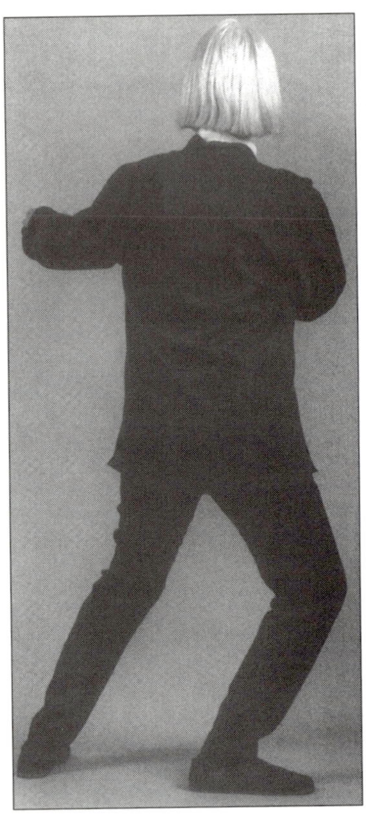

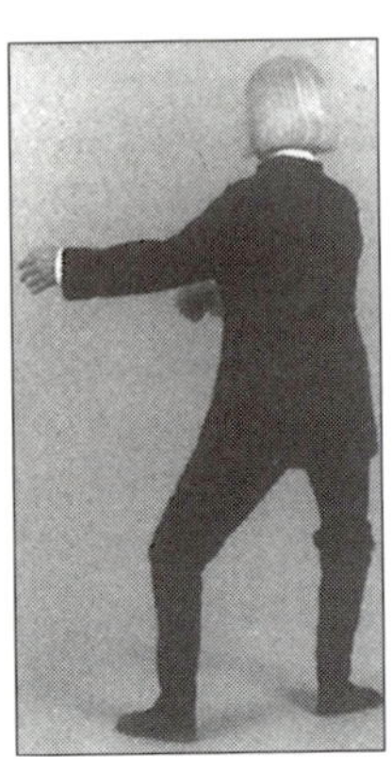

Posición 4

Sin dejar de mirar hacia el ángulo, comience a desplazar la mayor parte del peso corporal hacia la pierna derecha, mientras los brazos, al unísono, suben hacia el lado izquierdo. El puño derecho llega al lado izquierdo del pecho y el brazo izquierdo se extiende hacia afuera en el lado izquierdo, como si los dos brazos estuviesen a punto de tirar de una red de pescar. Mantenga las rodillas flexionadas.

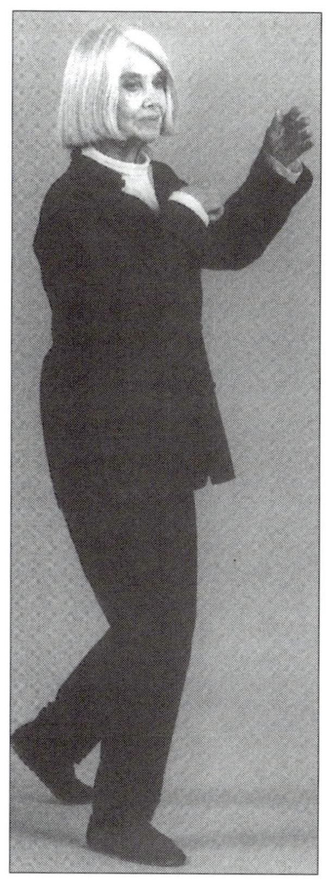

Posición 5

Levante el talón del pie izquierdo.
Gire hacia la derecha mientras
lleva la cintura hacia el ángulo
frontal izquierdo (noroeste).
Flexione y deje caer el codo
derecho cerca del pecho durante
el giro, de modo que el puño
derecho llegue junto a la barbilla.
La palma izquierda se ha girado
con el movimiento y ahora está
protegiendo el lado izquierdo del
rostro.

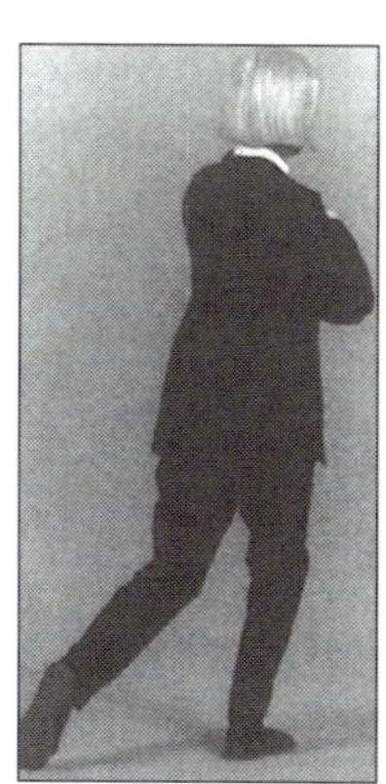

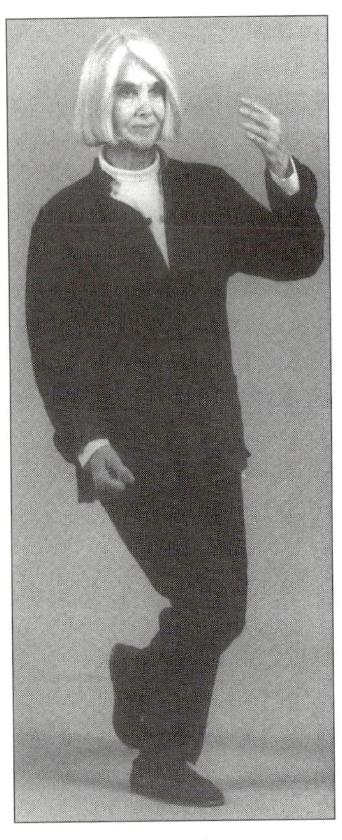

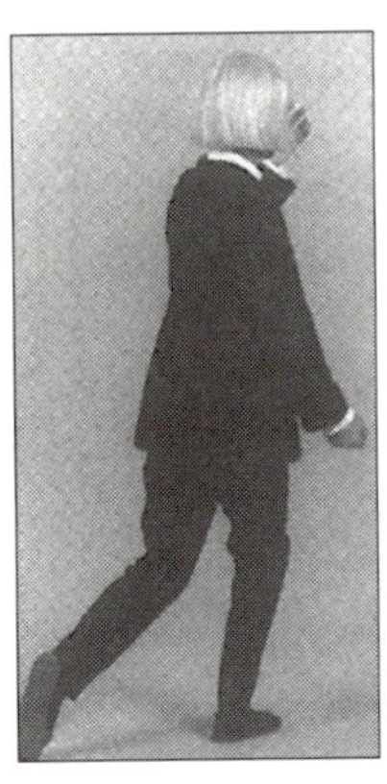

Posición 6

Gire todavía más la cintura hacia la derecha mientras deja caer el puño hacia un costado del cuerpo. No se incline hacia la derecha cuando levante el brazo derecho. Mantenga el equilibrio perpendicular. No hay ningún peso en la pierna izquierda.

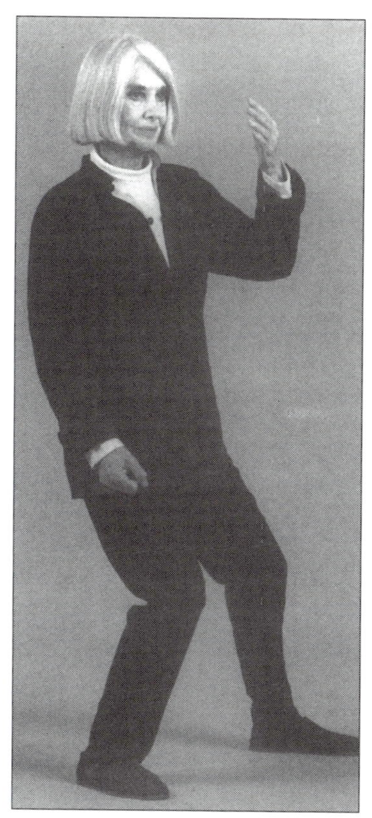

Posición 7

Deje caer más peso sobre la pierna derecha y dé un paso hacia adelante y hacia la izquierda con la pierna izquierda vacía. Coloque el pie, apoyando primero el talón, directamente frente a la pared (oeste) y en el ángulo frontal izquierdo del rectángulo. Asegúrese de colocar el pie izquierdo a suficiente distancia hacia la izquierda de manera que la separación que quede entre los pies equivalga al ancho de los hombros.

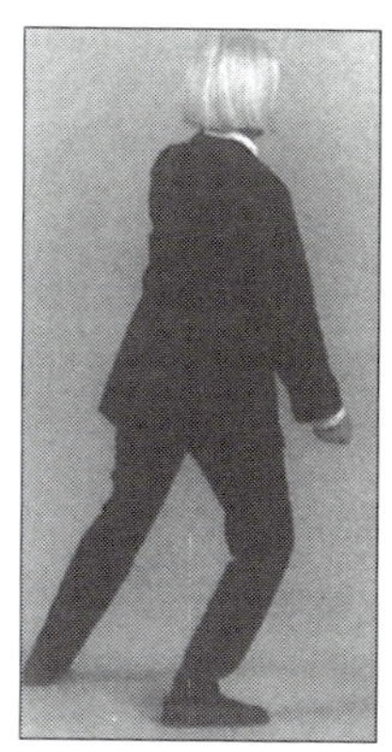

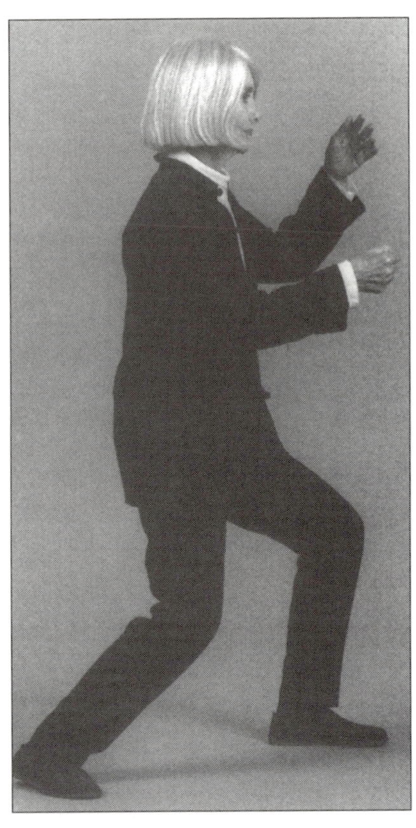

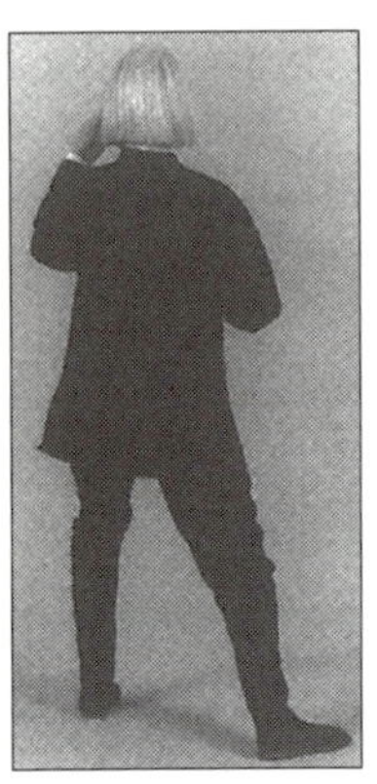

Posición 8

Desplace el 70 % del peso corporal hacia la pierna izquierda delantera mientras el antebrazo derecho asciende, como si fuese alzado por una cuerda de marioneta atada a la muñeca; la mano sigue cerrada en un puño. El codo derecho se flexiona en un ángulo recto, a la altura de la cintura. La palma izquierda sigue protegiendo la cabeza.

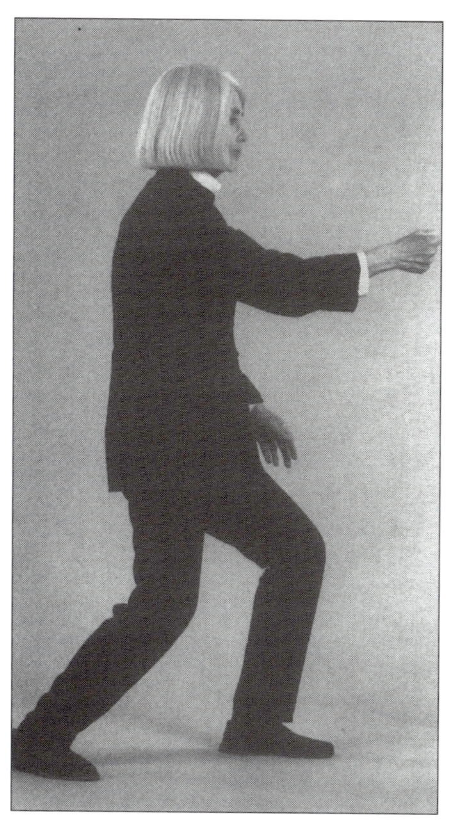

Posición 9

Relaje la cadera
izquierda y déjese caer
más en la Postura
70/30, mientras la
mano izquierda
desciende a un lado
del cuerpo y el puño
derecho, al unísono, se
desplaza hacia
adelante para dar el
«puñetazo».

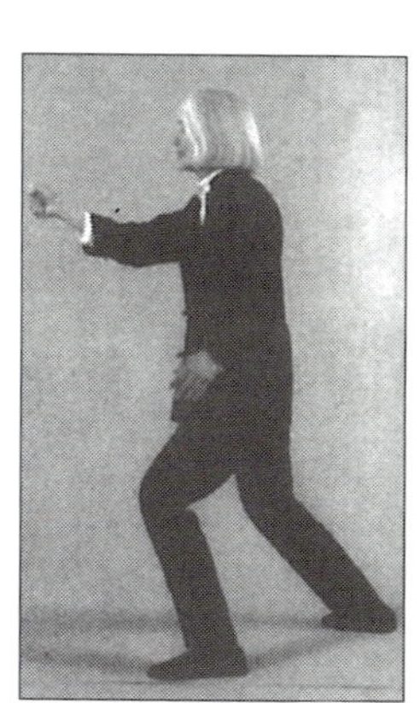

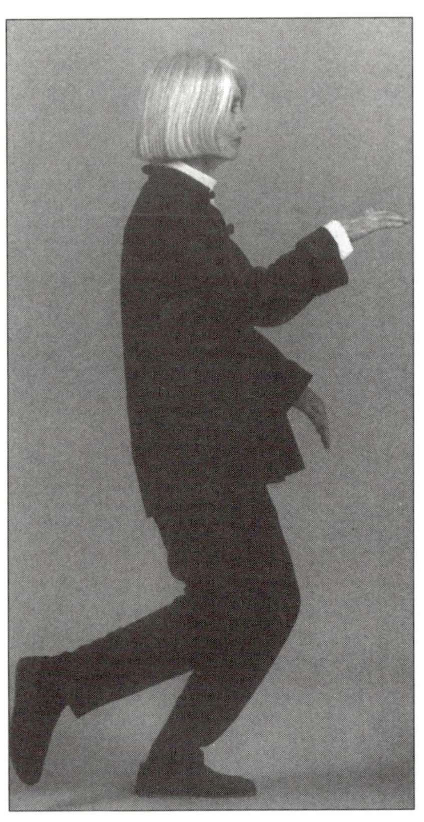

Postura 16: Encontrar la aguja en el fondo del mar

Posición 1

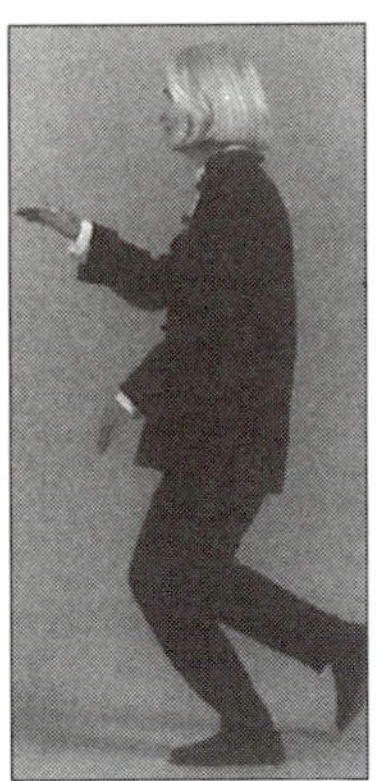

Abra los dedos de las manos y párese sobre la pierna izquierda. El pie derecho se levanta del suelo. Mantenga el equilibrio perpendicular, con el pecho plano, la rabadilla hacia abajo y la cabeza como si estuviese suspendida por una cuerda desde arriba.

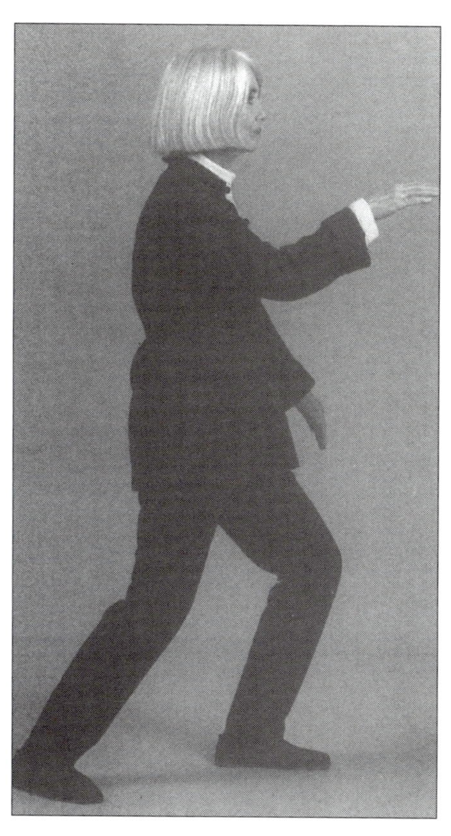

Posición 2

Deje caer un poco más de peso en la pierna izquierda para retroceder con el pie derecho (apoyando primero los dedos) y colocarlo justo donde estaba antes, en un ángulo de 45 grados, sin ningún peso en él.

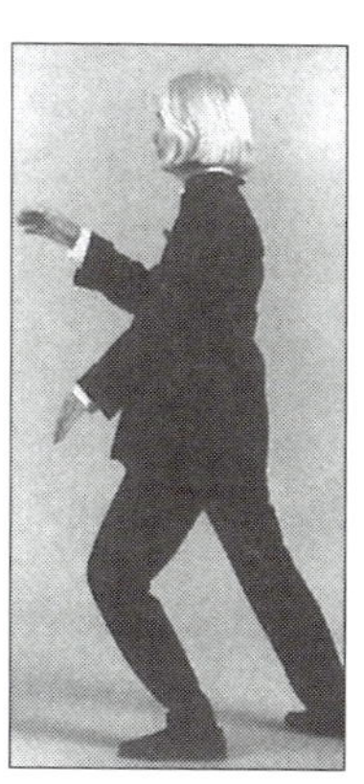

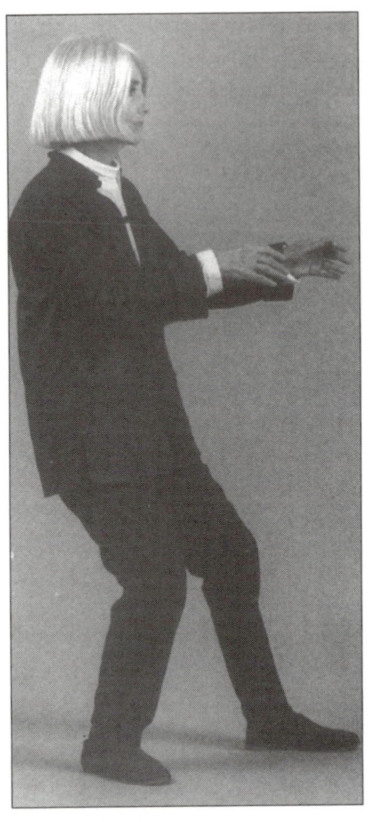

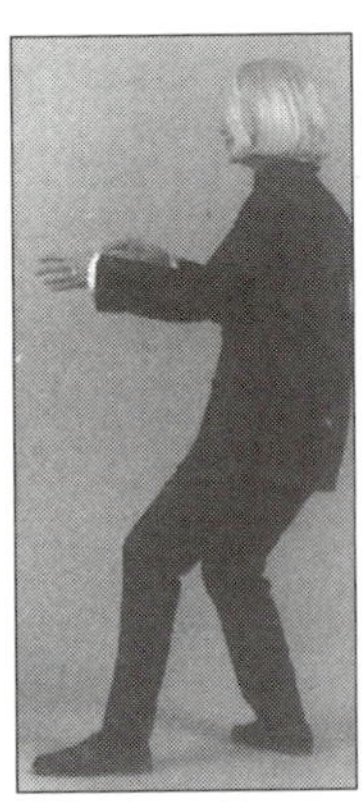

Posición 3

Mientras lentamente desplaza
el 100 % del peso corporal
hacia la pierna derecha,
la mano derecha retrocede
con usted acercándose más
al cuerpo; al unísono, la
mano izquierda se alza
debido al peso que recae
sobre la pierna derecha.

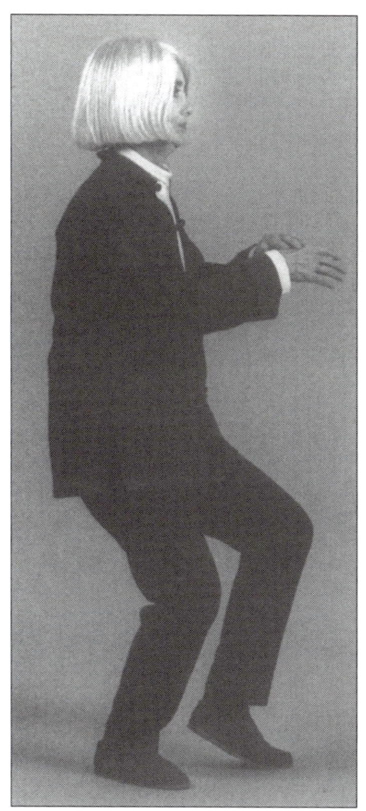

Posición 4

El talón del pie izquierdo vacío se levanta y el pie izquierdo avanza hasta quedar frente al talón derecho, apoyando sólo la almohadilla del pie. Al unísono, coloque los dedos de la mano izquierda sobre la parte superior del tendón del dedo índice derecho. Los dedos de la mano derecha están flojos y comienzan a apuntar hacia el suelo. Todos estos movimientos diminutos se hacen con el mismo ritmo que los grandes, sin sacudidas ni gestos bruscos.

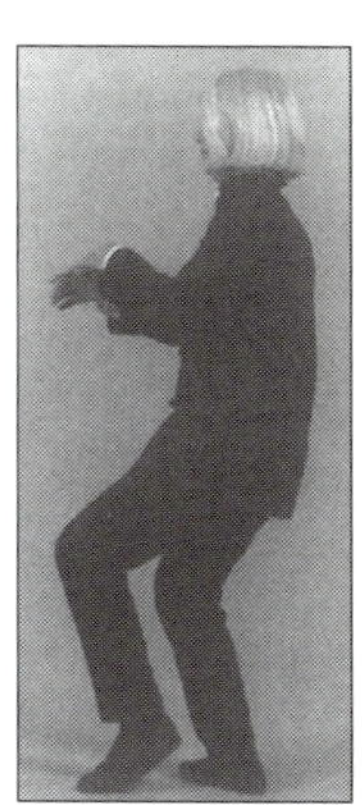

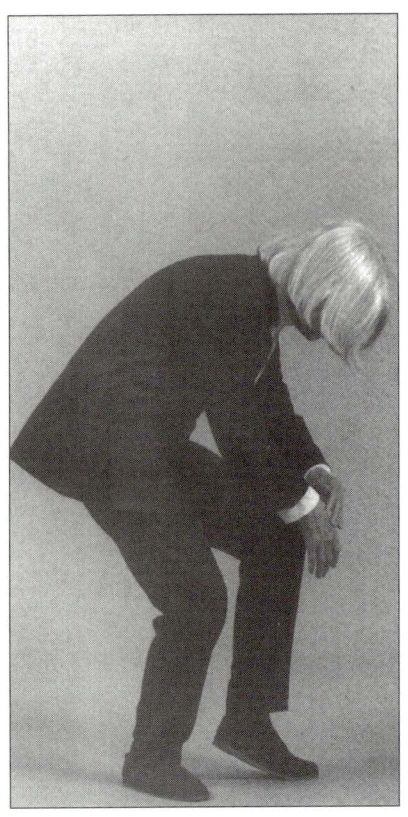

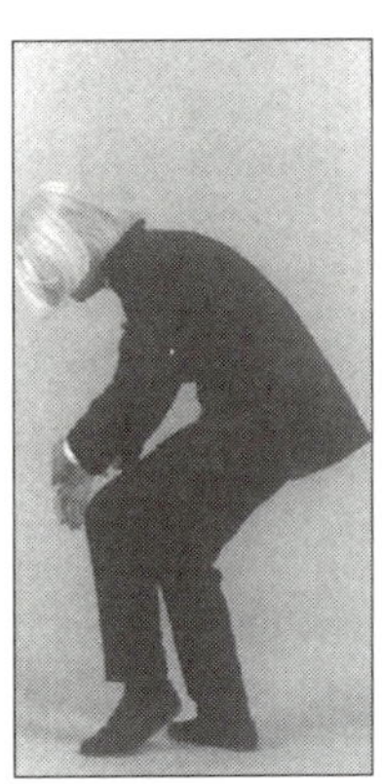

Posición 5

Con la rabadilla debajo de usted y los dedos de la mano derecha apuntando hacia el suelo, doble el cuerpo mientras desciende lentamente.

Posición 6

Mientras continúa
bajando, mantenga
la rabadilla debajo de
usted curvándose hasta
adoptar la forma de un
huevo. De ninguna
manera se incline sobre
la pierna izquierda;
todo el peso corporal
está en la pierna
derecha mientras
desciende. Mantenga
el mismo ritmo lento en
todo el descenso hasta
que las puntas de los
dedos de las manos
lleguen cerca del suelo.
Asegúrese de estar
directamente de frente
a la pared izquierda
(oeste) y de que los
brazos estén centrados
entre las piernas.

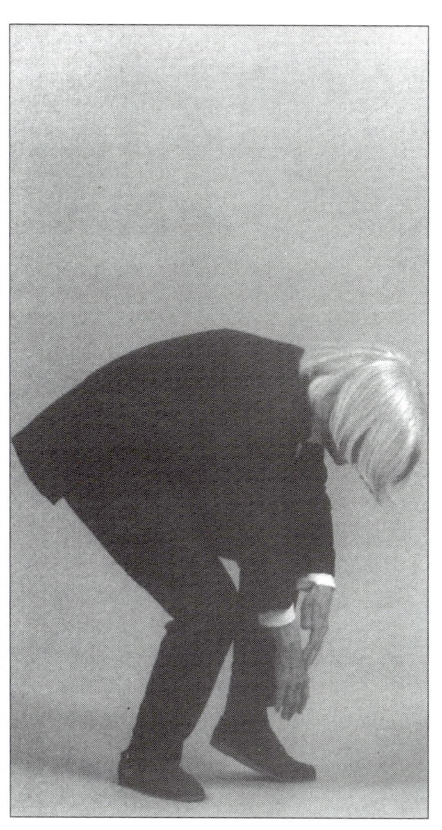

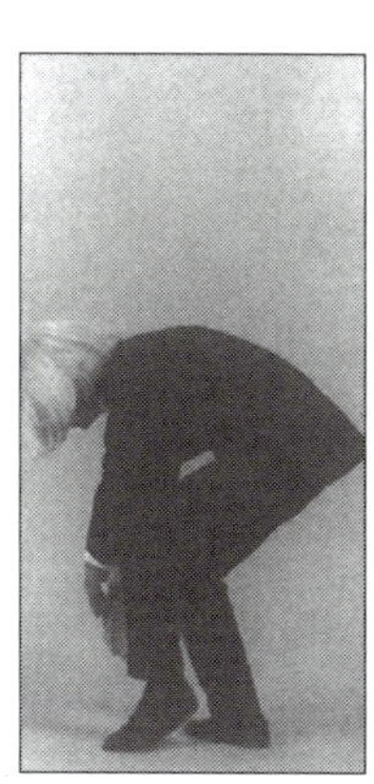

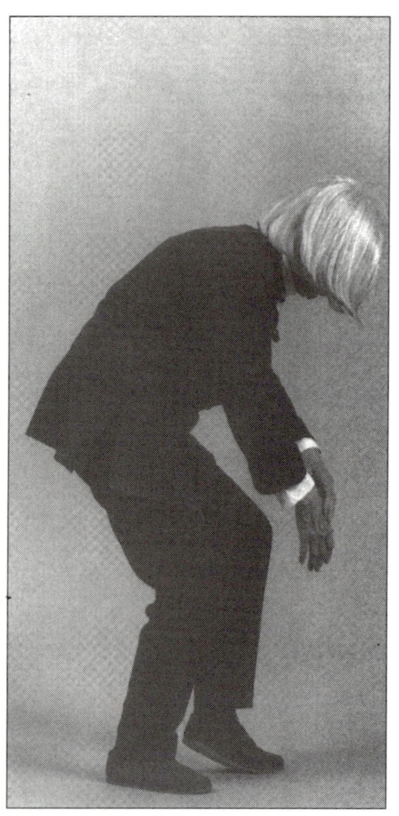

Postura 17: Abrir el brazo como un abanico

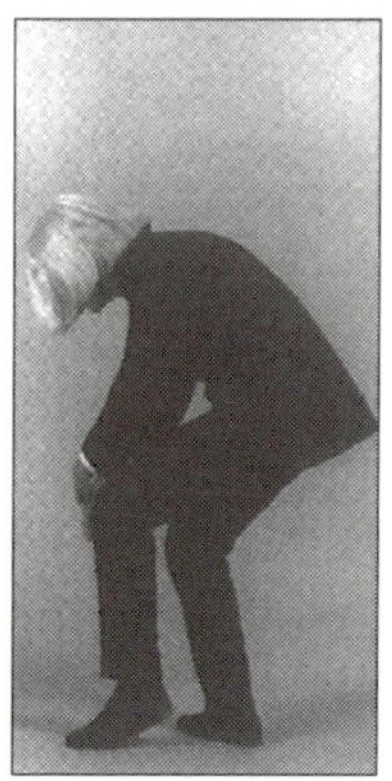

Posición 1

En el mismo ritmo lento, y manteniendo la rabadilla debajo de usted, vuelva a enderezar el cuerpo hasta que esté vertical. La pierna izquierda sigue sin ningún peso.

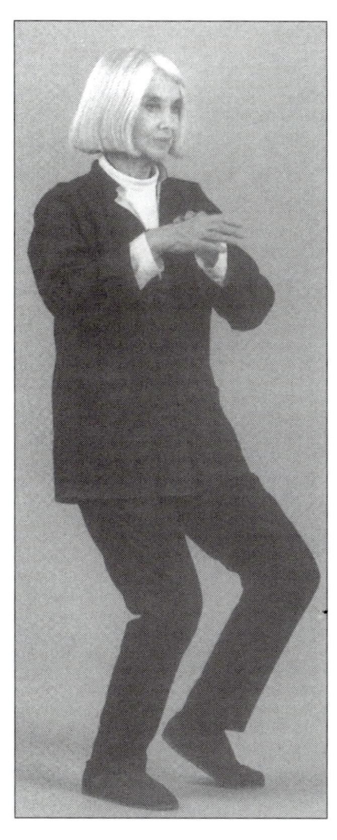

Posición 2

Una vez que esté vertical, deje
caer más peso sobre la pierna
derecha y sentirá como si se
hubiese girado un poco hacia
la derecha. Los dedos de la
mano izquierda siguen
apoyados sobre la parte
superior del tendón del dedo
índice derecho.

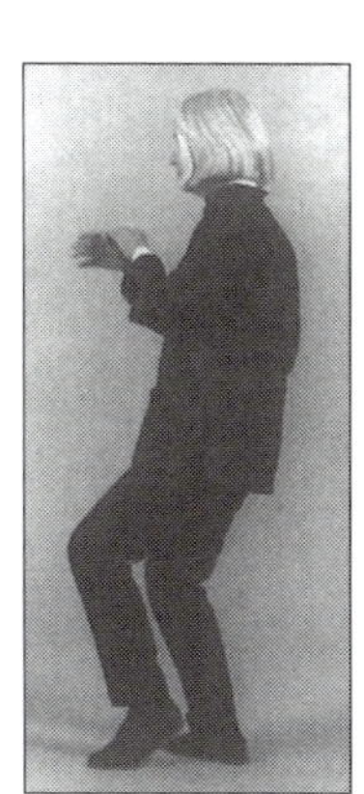

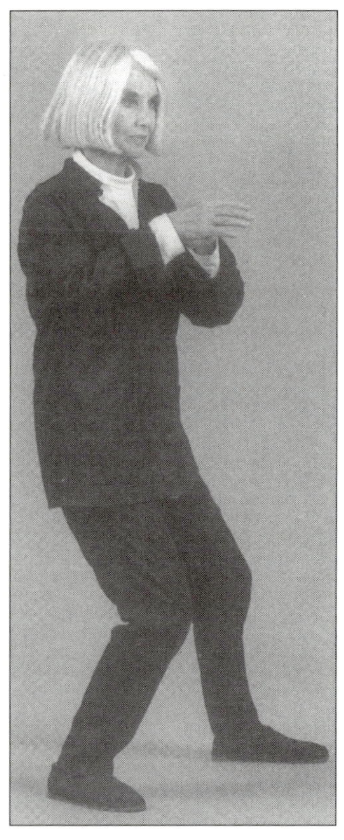

Posición 3

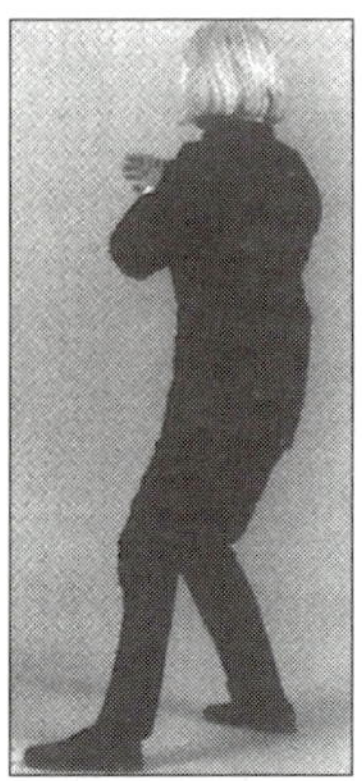

Dé un paso hacia afuera con la pierna izquierda, apoyando primero el talón, en dirección al ángulo frontal izquierdo de un rectángulo imaginario, con los dedos del pie proyectados directamente hacia la pared izquierda (oeste). Asegúrese de que los pies queden a una distancia equivalente al ancho de los hombros.

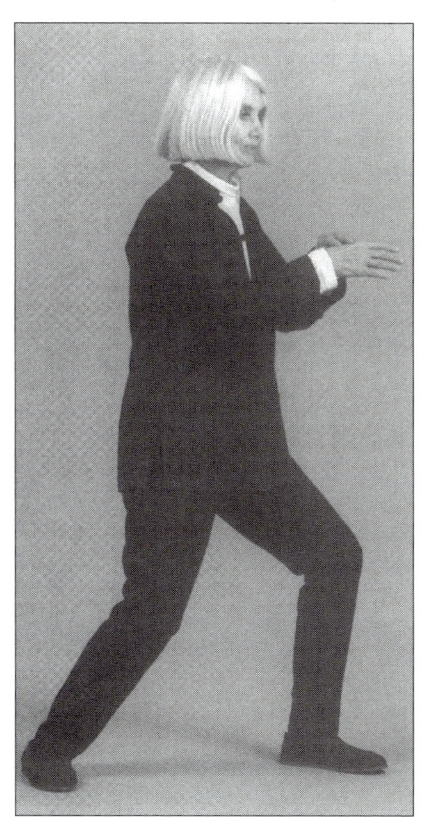

Posición 4

Mientras desplaza el 70 % del peso corporal hacia la pierna izquierda, gire el cuerpo un poco hacia la izquierda, lo cual hará que los brazos queden sobre el muslo izquierdo. Ahora todo el torso está en ángulo recto directamente hacia la pared izquierda (oeste).

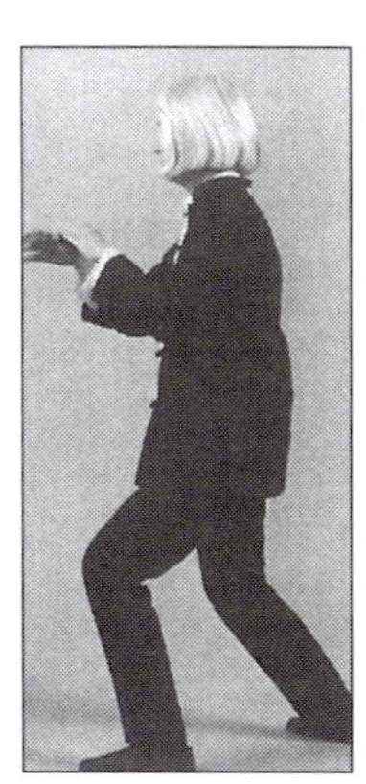

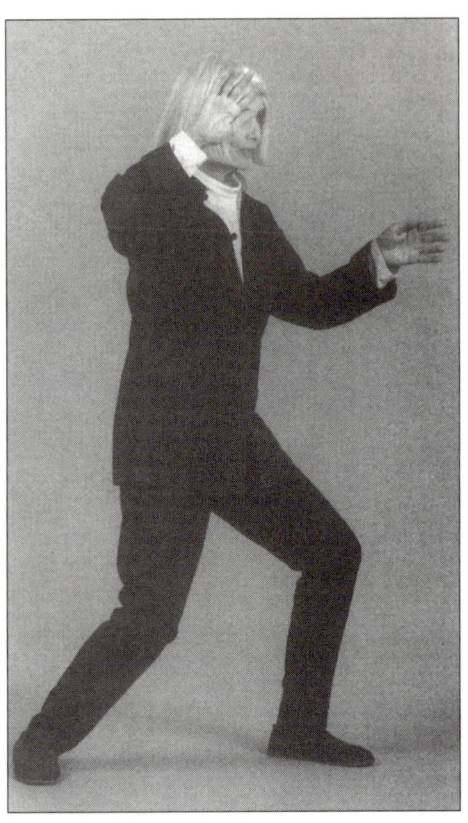

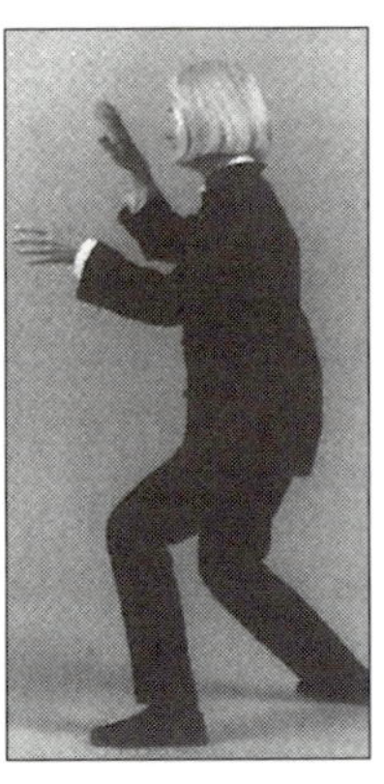

Posición 5

En el último momento, gire ligeramente el cuerpo hacia la derecha mientras abre los brazos en forma de abanico: el dorso de la palma derecha sube para proteger la sien mientras el brazo izquierdo se desliza hacia abajo en un ángulo recto, deteniéndose a la altura de una mesa imaginaria.

Postura 18:
Girar y golpear con el puño hacia atrás, cortar con los dedos

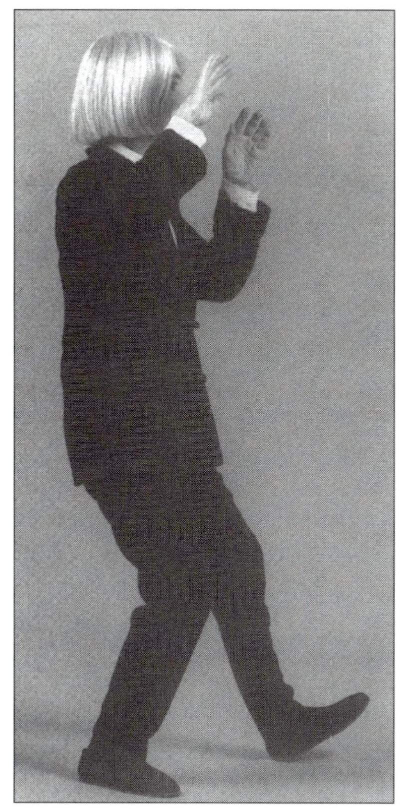

Posición 1

Desplace el 100 % del peso corporal hacia la pierna derecha. El antebrazo izquierdo vuelve hacia usted. La palma derecha permanece junto a la sien. Los dedos del pie izquierdo se levantan, desplazándole aún más hacia atrás sobre la pierna derecha.

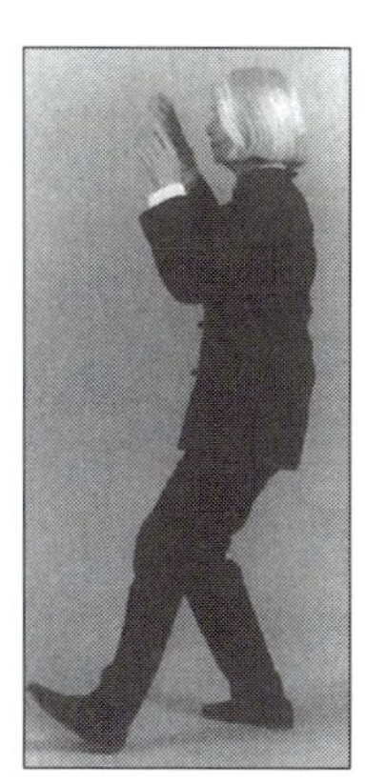

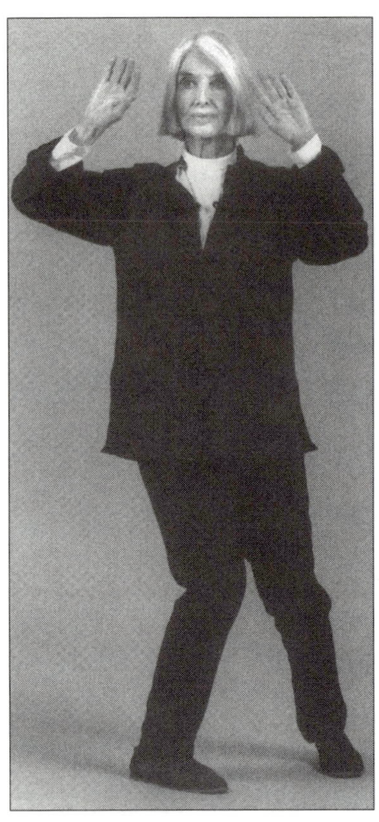

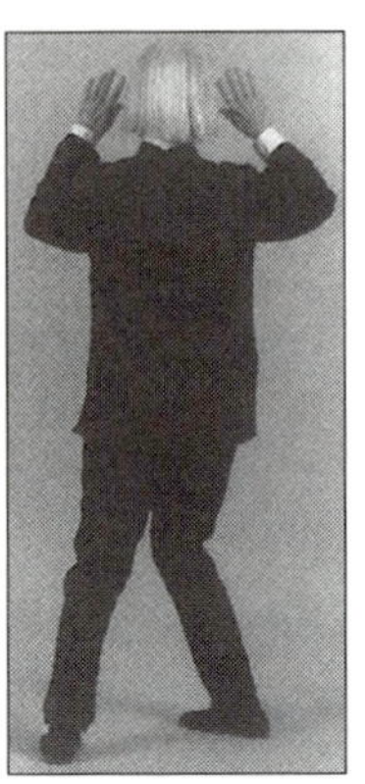

Posición 2

Pivotando sobre el talón izquierdo, afloje la cadera derecha y gire la cintura directamente hacia el frente (norte). Los dedos del pie izquierdo acompañan el movimiento y apuntan directamente hacia el frente (norte). Mientras gira, el dorso de la mano izquierda se da vuelta de modo que ahora los dorsos de ambas manos protegen las sienes. Todo el peso corporal sigue estando en la pierna derecha. La pierna izquierda está vacía. Asegúrese de que el hueso de la cadera derecha no sobresalga, pues debe permanecer directamente sobre la pierna derecha.

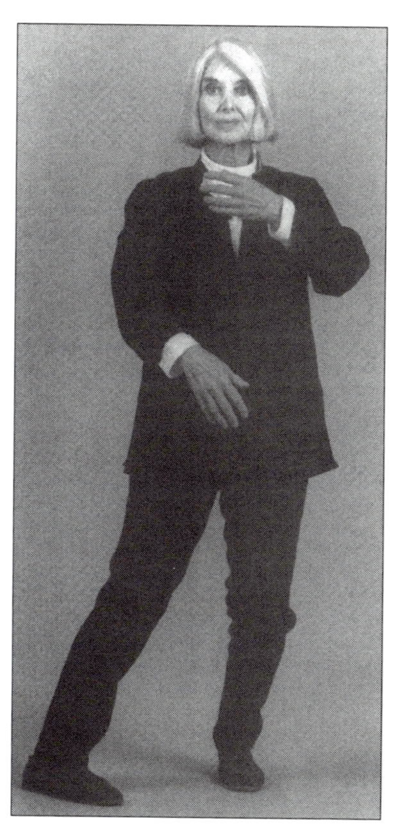

Posición 3

Imagine que derrama toda la arena hacia la pierna izquierda. Mientras desplaza el peso, los brazos bajan para proteger el cuerpo, con la palma izquierda frente al pecho y la palma derecha frente a la ingle. Todos los movimientos son lentos y sostenidos. Mantenga un flujo continuo.

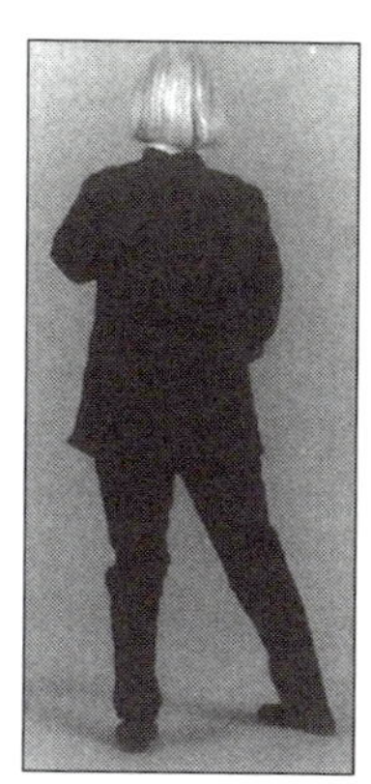

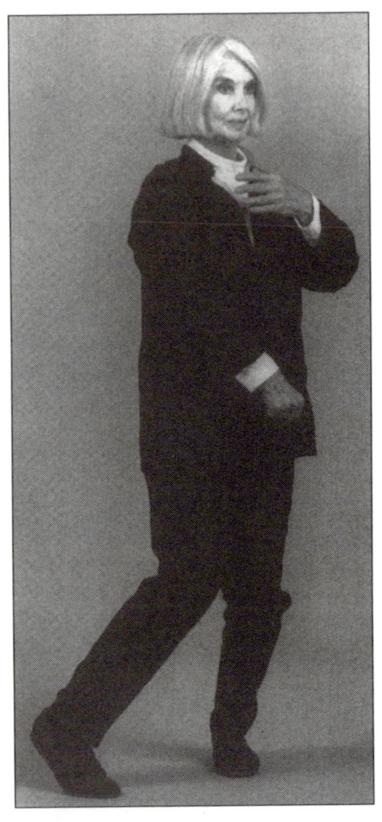

Posición 4

Afloje hacia la izquierda, con lo cual desplaza más peso hacia la pierna izquierda. Mientras gira hacia la izquierda, el talón del pie derecho se levanta y la mano derecha se cierra en un puño. Mantenga la cabeza erguida, como si estuviese suspendida por una cuerda.

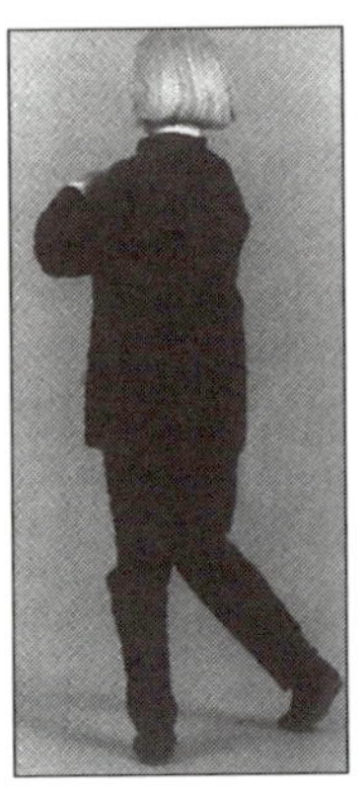

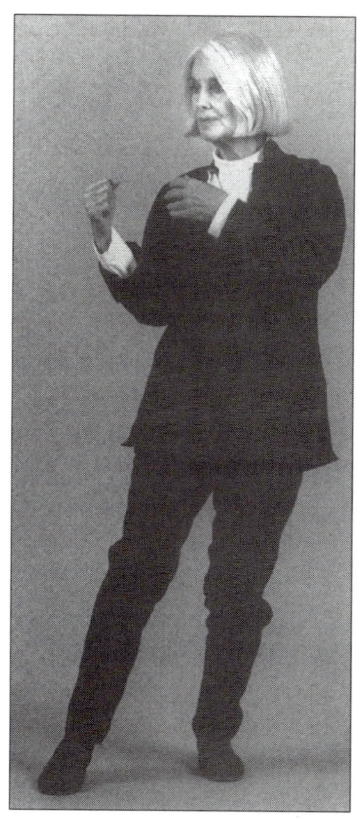

Posición 5

Deje caer más peso sobre la pierna izquierda, girando el cuerpo hacia la derecha, como si estuviese perforando un agujero circularmente en la tierra. La pierna derecha vacía pivota sobre la almohadilla del pie mientras usted está girando, y el talón derecho se vuelve hacia la izquierda. Al mismo tiempo, dejando caer el codo derecho y manteniéndolo junto al pecho mientras gira, el puño derecho sube hasta quedar cerca del hombro derecho.

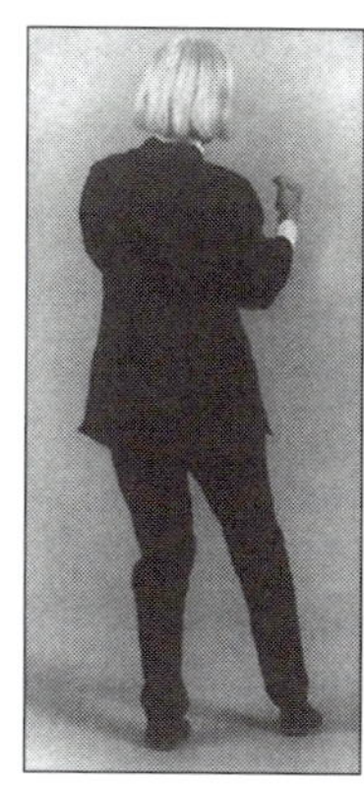

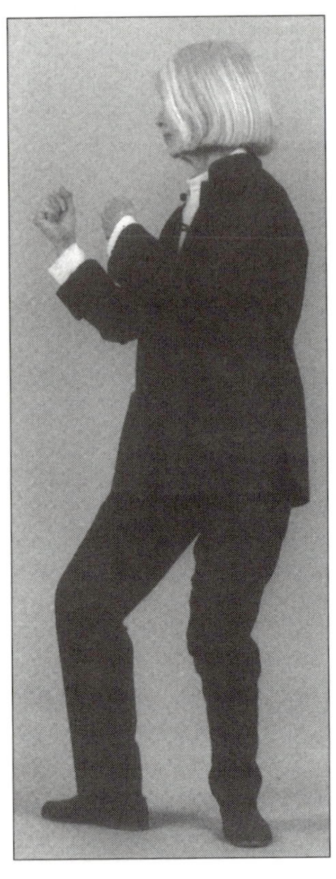

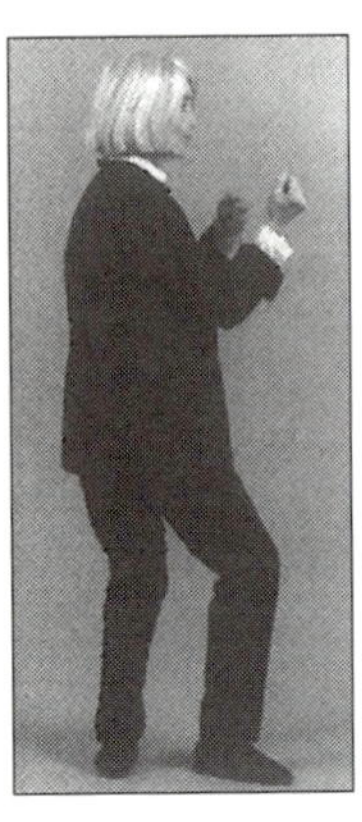

Posición 6

Desplace aún más peso hacia la pierna izquierda mientras levanta el pie derecho ligeramente del suelo y vuelve a bajarlo, a la misma velocidad uniforme, en un ángulo de 45 grados, proyectado directamente hacia la pared derecha (este). El pie toca el suelo sin ningún peso en él.

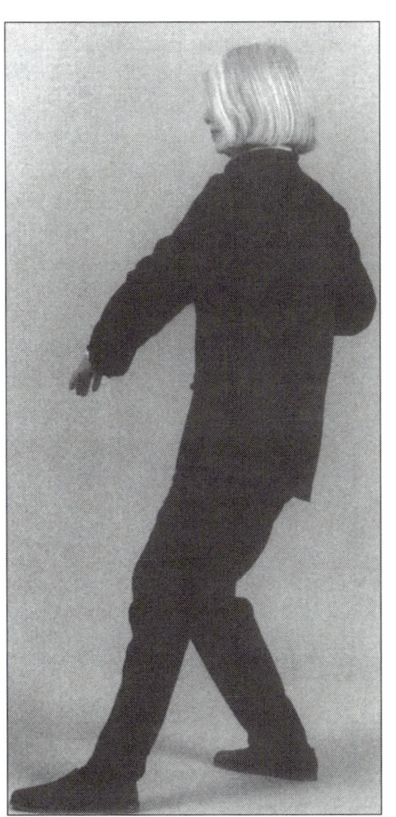

Posición 7

Desplace todo el peso hacia la pierna derecha. Mientras lo hace, la mano derecha, todavía cerrada en un puño, retrocede, con los nudillos hacia abajo, como si tirase de una banda elástica. La mano izquierda se extiende hacia adelante frente al muslo derecho, con la palma hacia abajo. Simultáneamente levante la pierna izquierda y colóquela vacía, apoyando primero el talón, en el ángulo frontal izquierdo de un rectángulo imaginario proyectado directamente hacia la pared derecha (este).

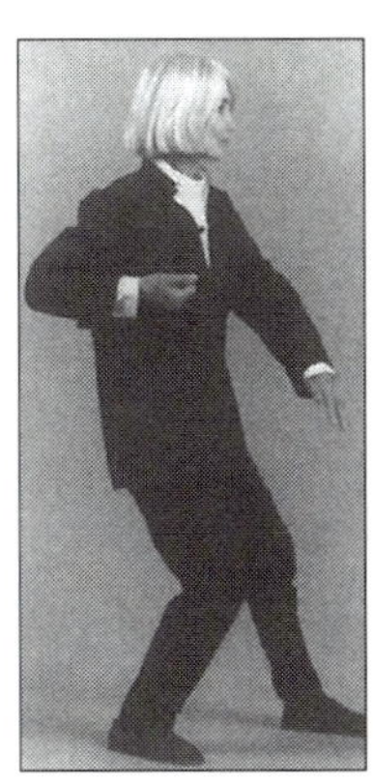

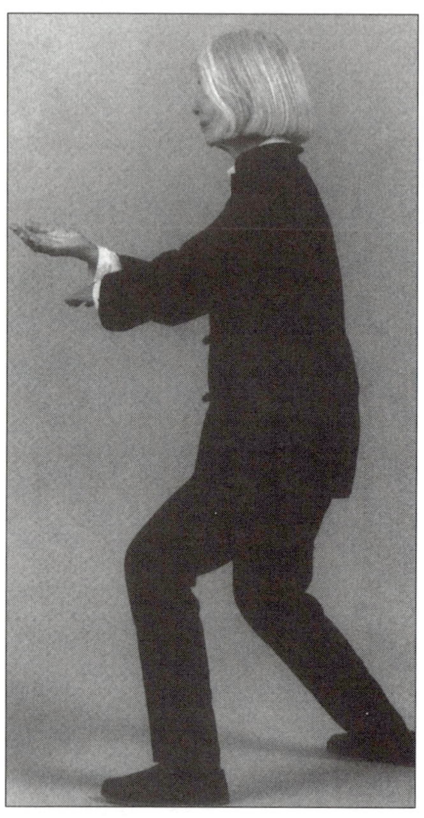

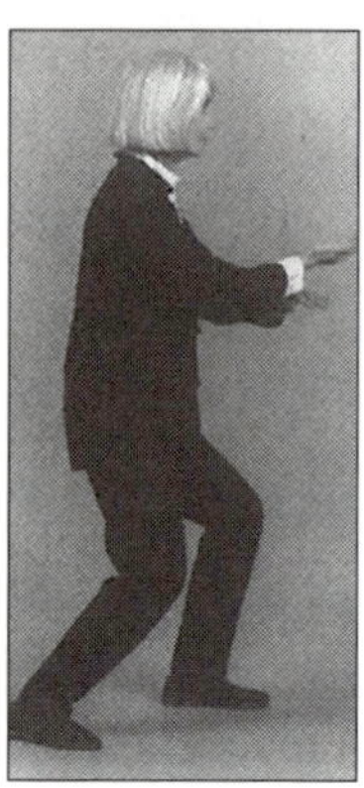

Posición 8

Mientras desplaza el 70 % del peso corporal hacia la pierna izquierda, la palma izquierda, mirando hacia abajo, vuelve hacia el pecho, y la palma derecha, mirando hacia arriba, con los dedos ahora extendidos, se desliza sobre la izquierda y se extiende directamente hacia adelante (este).

Postura 19: Retirada y empujón

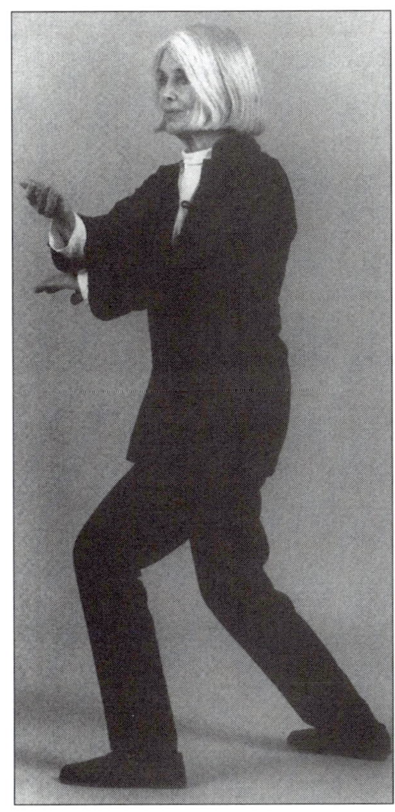

Posición 1

Gire la cintura hacia la izquierda mientras el brazo derecho continúa describiendo un círculo hasta que el codo derecho queda delante de la muñeca izquierda. Asegúrese de no girar los hombros; el movimiento es iniciado sólo por el giro de la parte inferior del abdomen.

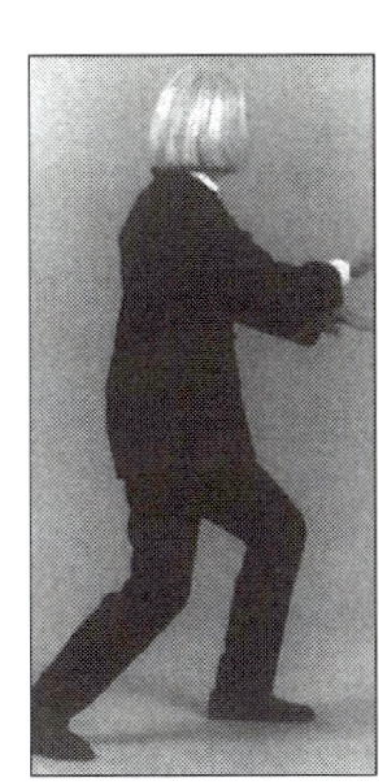

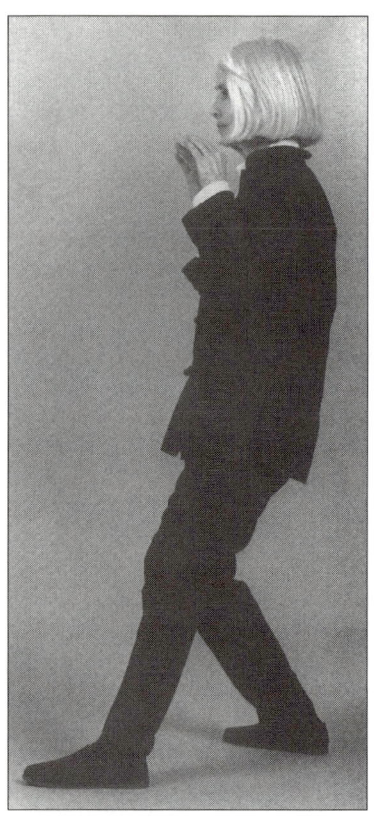

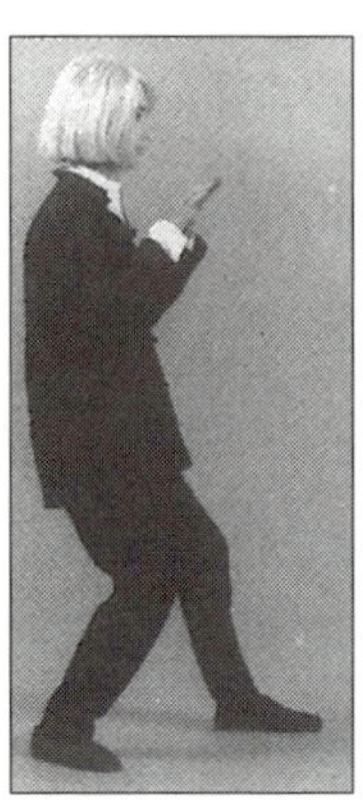

Posición 2

Mientras vuelve a desplazar todo el peso corporal hacia la pierna derecha, los codos caen, las manos se cruzan delante de usted y los dorsos de las muñecas giran y llegan a los hombros. La pierna izquierda se vuelve hueca; ambas rodillas están flexionadas.

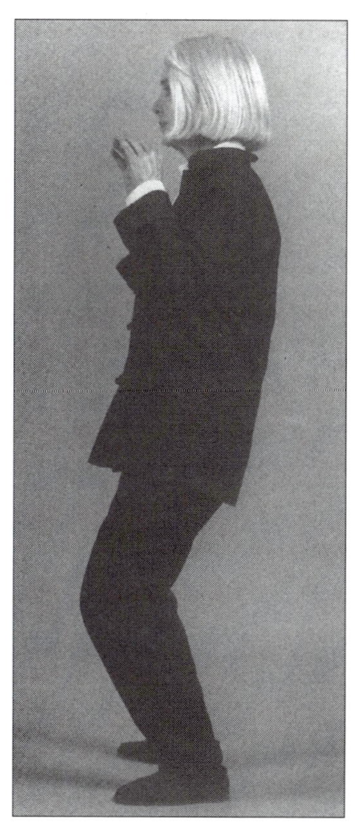

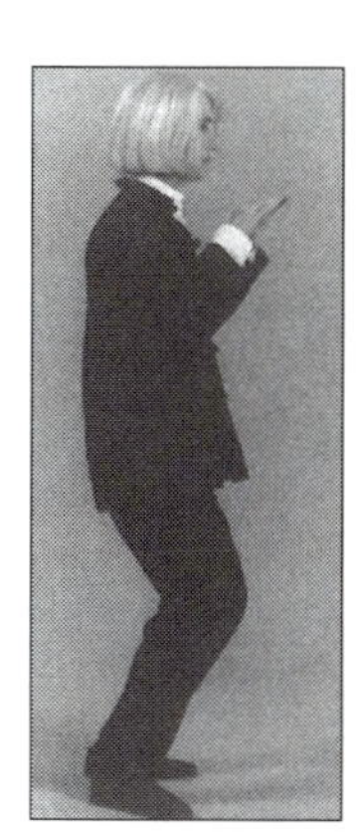

Posición 3

Dejando los brazos donde
están, en el mismo ritmo lento
lleve el pie izquierdo vacío
despacio hacia atrás y
colóquelo en un ángulo de
45 grados debajo del hombro
izquierdo.

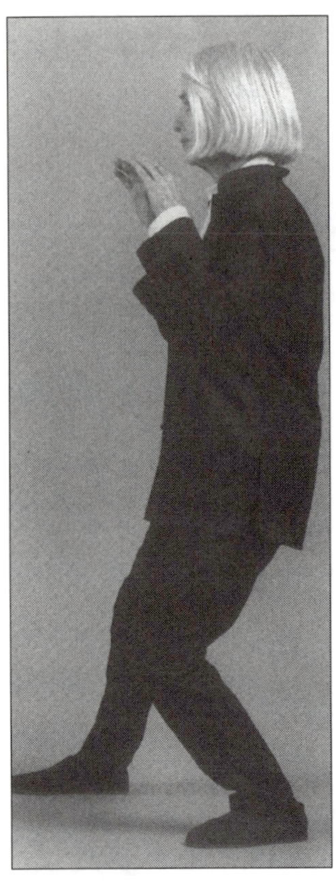

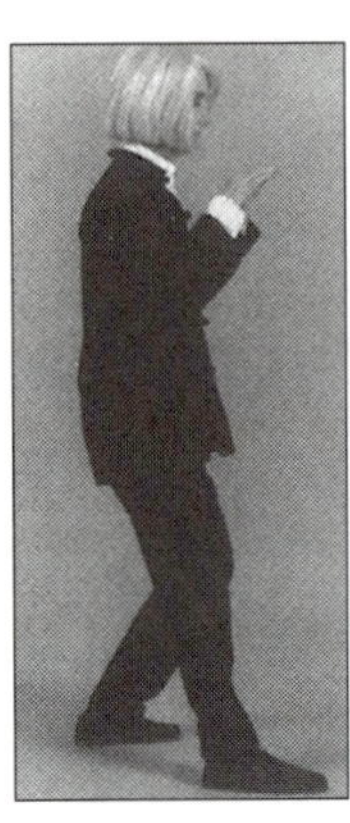

Posición 4

En el mismo ritmo lento –no cambie la velocidad– coloque la pierna derecha vacía en el ángulo frontal derecho de un rectángulo imaginario proyectado directamente hacia la pared derecha (este).

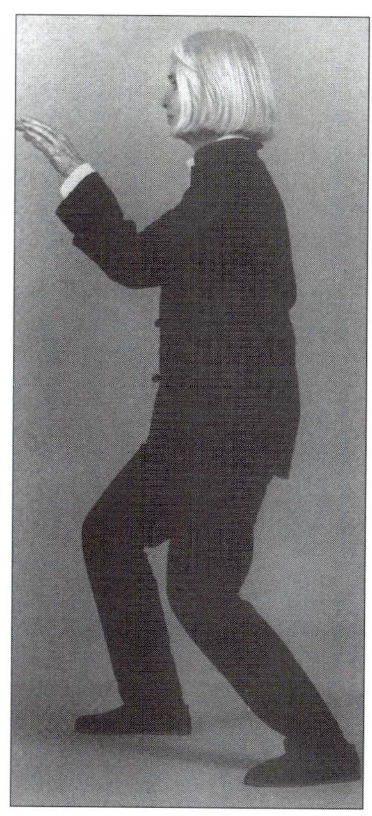

Posición 5

Ahora, guiado por la rabadilla (no por el pecho), adopte la Postura 70/30. Cuando desplaza el 70 % del peso corporal hacia la pierna derecha, los brazos se mueven hacia adelante y afuera desde los hombros, pero no más que el impulso del movimiento que los lleva. El perfil de los brazos se parece a una V. Para estar relajado en esta posición, afloje la cadera derecha y deje caer la rodilla izquierda.

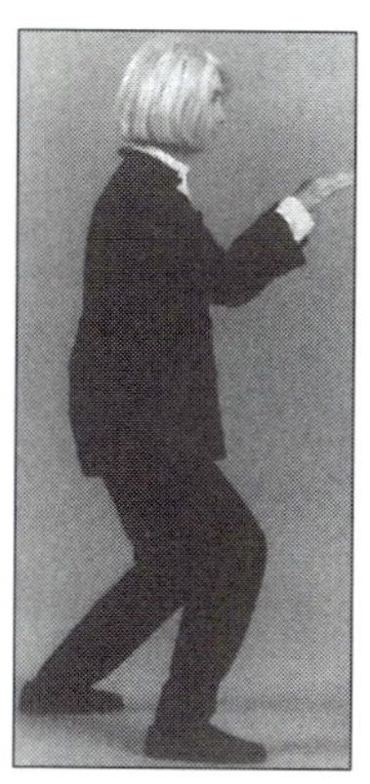

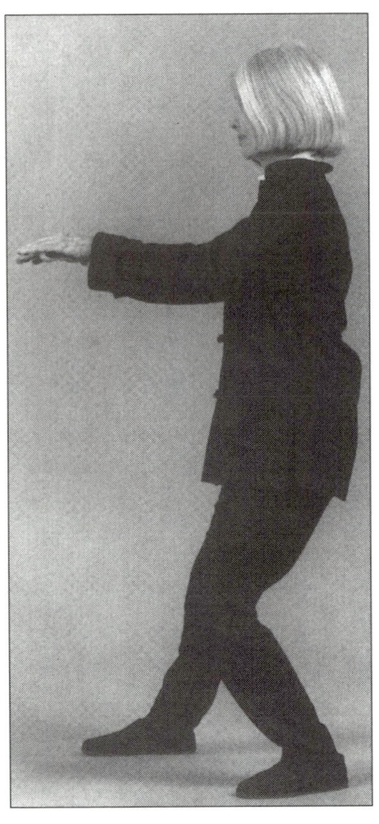

Postura 20: Cruce de manos, cierre preliminar

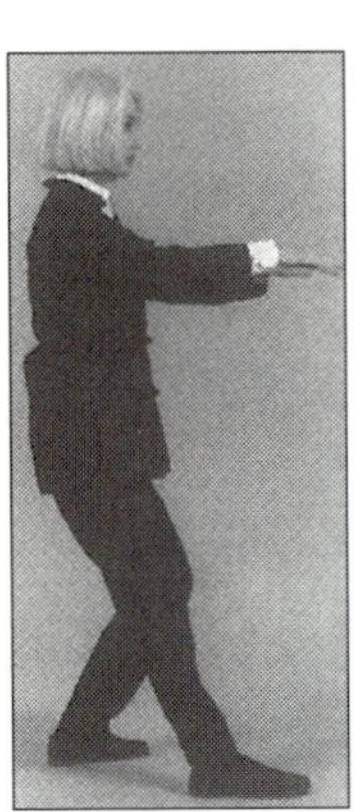

Posición 1

Deje los brazos delante de usted y échese hacia atrás, desplazando la parte superior del cuerpo, como un solo bloque, hacia la pierna izquierda. No se incline hacia atrás. Los brazos descansan como si estuviesen sobre el agua del mar. Sienta la flotabilidad del agua. Sea muy consciente de que su cabeza está suspendida desde arriba por una cuerda.

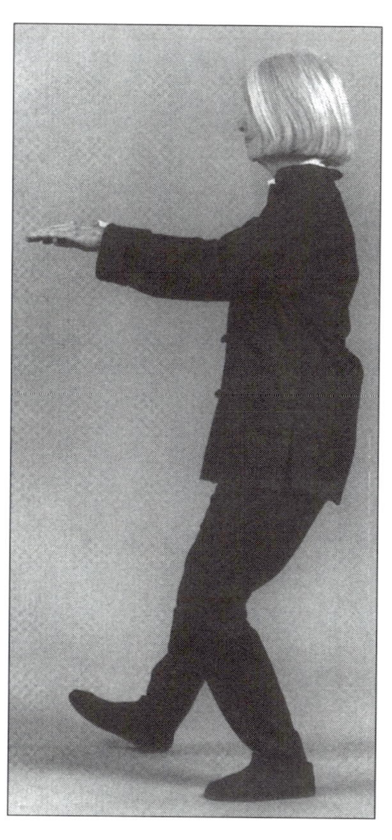

Posición 2

Afloje por completo la cadera derecha. Los dedos del pie derecho se levantan del suelo. Mantenga el pecho plano, la rabadilla hacia abajo y la caja torácica directamente sobre la parte superior de la pelvis.

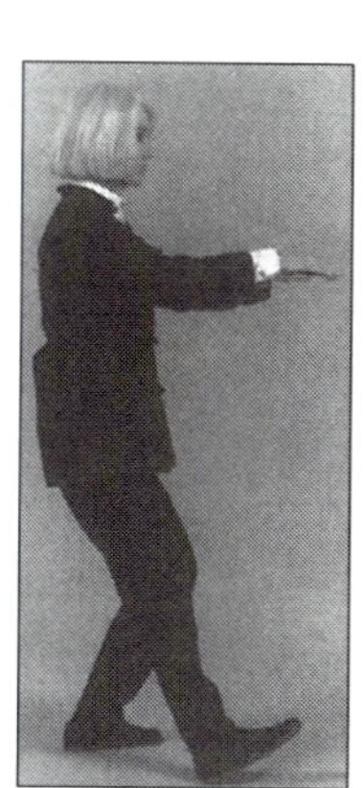

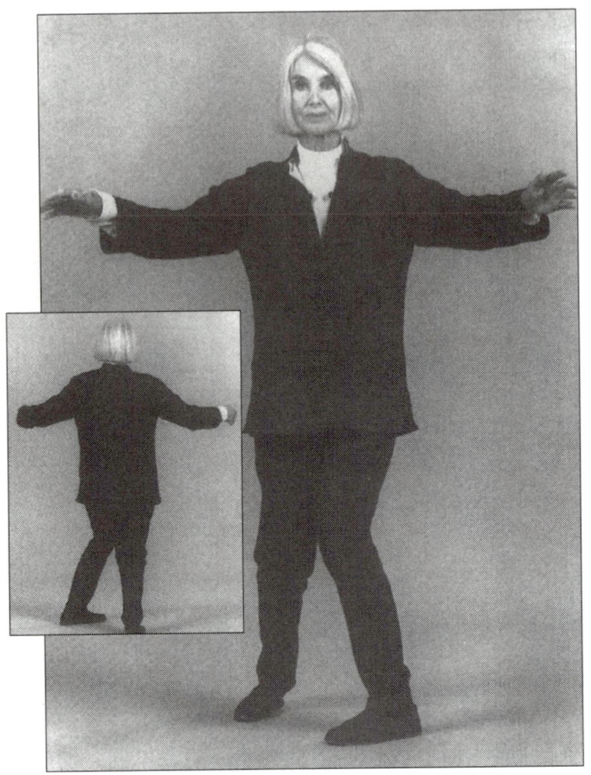

Posición 3

Pivotando sobre el talón derecho, afloje el hueso de
la cadera izquierda y gire lentamente hacia adelante (norte),
dejando el brazo derecho donde está. Con el brazo
izquierdo, movido por el impulso del giro, describa un gran
arco delante de su cuerpo. Los dedos del pie derecho llegan
directamente a la parte delantera (norte), justo cuando el
brazo izquierdo llega estirado hacia afuera en el lado
izquierdo. Los huesos pélvicos están ahora directamente
delante (norte). La pierna izquierda no se ha movido y
sigue soportando todo el peso.

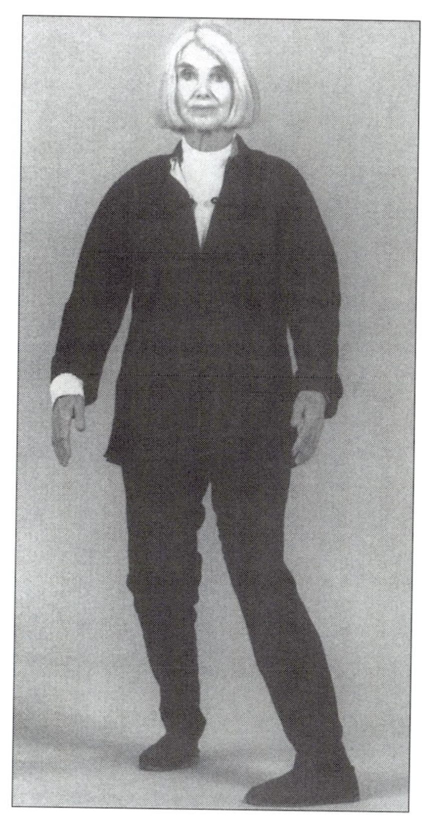

Posición 4

Desplace el 100 % del peso corporal hacia la pierna derecha. Los brazos relajados descienden lentamente al unísono con el asentamiento de la pierna derecha. Simultáneamente, el talón del pie izquierdo se levanta y usted pivota sobre la almohadilla del pie, de modo que éste se estira para quedar mirando al frente (norte).

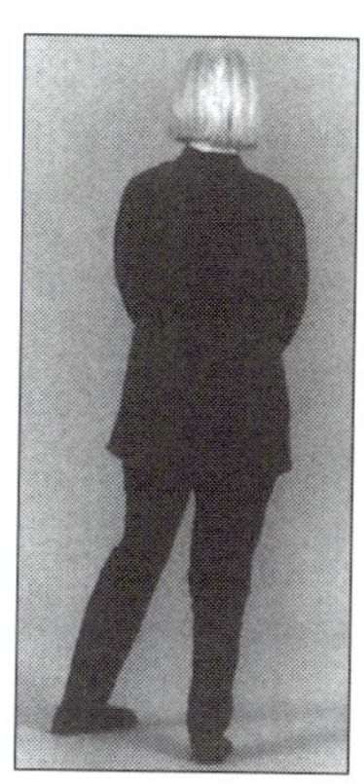

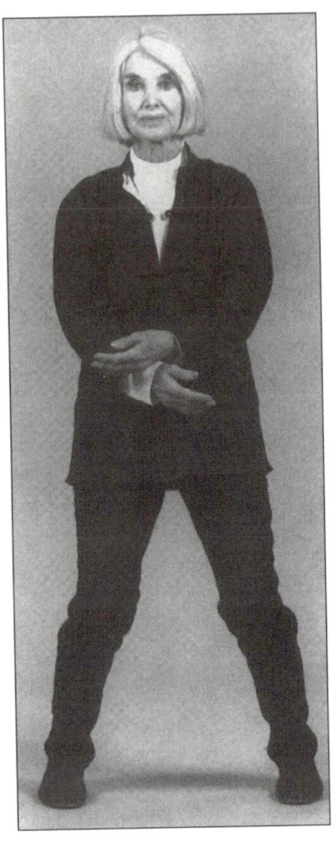

Posición 5

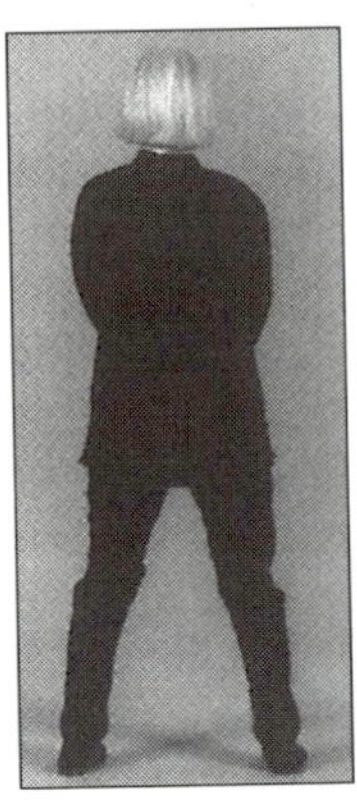

Déjese caer más hacia el suelo con la pierna derecha. Retroceda con el pie izquierdo vacío y colóquelo debajo del hombro izquierdo, paralelo al pie derecho. Con las rodillas flexionadas, deje caer el peso corporal de manera uniforme en ambos muslos mientras la muñeca derecha cruza por debajo de la muñeca izquierda.

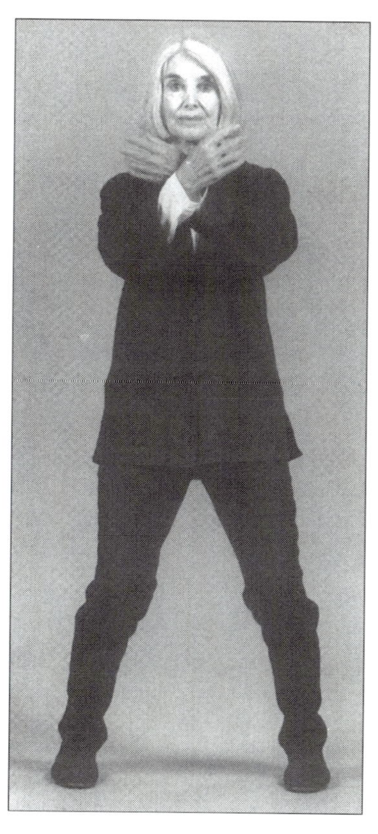

Posición 6

Dejando caer más hacia el suelo ambas piernas, levante lentamente los brazos hasta llevarlos delante del pecho. Mantenga un buen espacio abierto –en la forma de una pelota de playa– entre el pecho y los brazos.

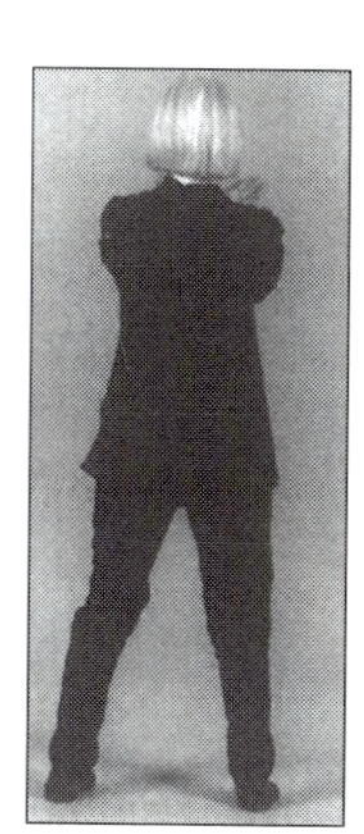

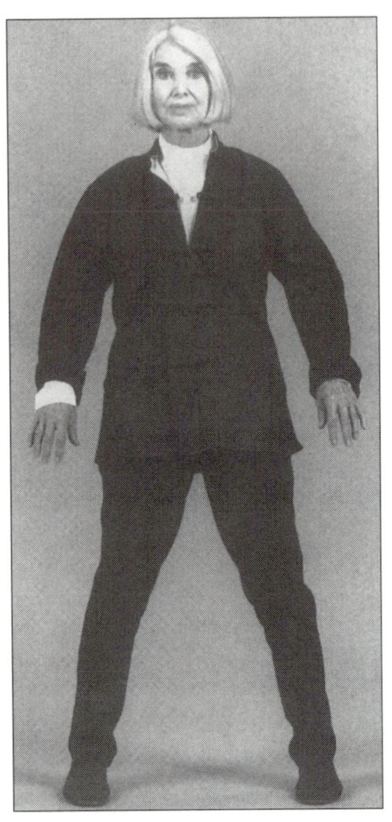

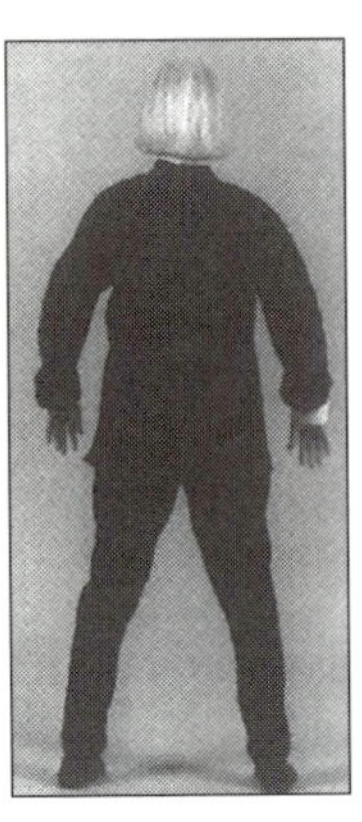

Posición 7

Deje que la cuerda atada a la coronilla tire lentamente de su cuerpo hacia arriba mientras los brazos descienden lentamente, como si empujaran hacia abajo a través del agua del mar, y vuelvan a los lados con los dorsos de las muñecas mirando al frente (norte).

Ahora ha completado el primer tercio de la Forma Breve del estilo Yang.

Los doce errores más comunes

LOS DOCE ERRORES MÁS COMUNES

Mi experiencia como maestra a lo largo de los años me ha revelado que los alumnos realmente no saben qué aspecto tienen sus cuerpos cuando realizan los pasos. No tienen idea de que pueden estar inclinándose hacia adelante o hacia atrás, girando hacia la derecha o hacia la izquierda. No se dan cuenta de que una cadera podría quedar desplazada hacia afuera o de que los hombros podrían estar levantados. He elegido los errores que se describen a continuación porque son los que se realizan con más frecuencia. El conocimiento de estos errores comunes le permitirá ser consciente de lo fácil que resulta caer en posturas incorrectas. Entonces estará en condiciones de observar que lleva a cabo las instrucciones del cuerpo con exactitud y precisión.

Error 1
Cuando esté aprendiendo la colocación de un paso, trate de no contraer el hábito de mirar hacia abajo.

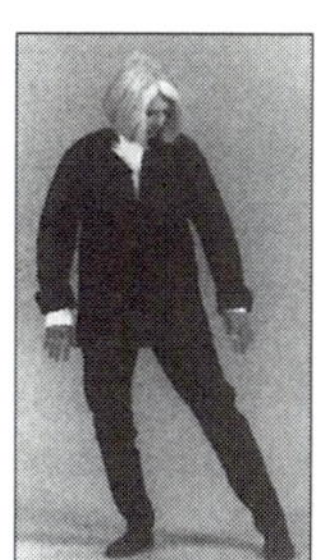

Error 2
No levante los hombros cuando alce los brazos.

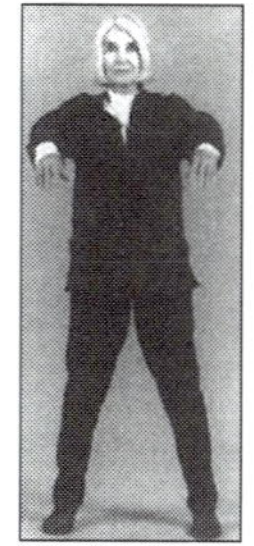

Error 3
Si no levanta los dedos del pie (desquiciar la puerta) cuando efectúa el giro en la Postura 70/30, termina en una incómoda posición torcida, con el pie en un ángulo de 90 grados en lugar de uno de 45 grados.

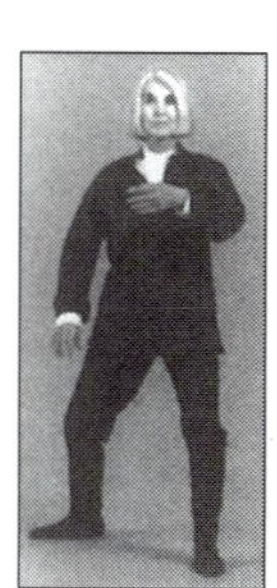

Error 4

Cuando desplace todo el peso corporal hacia la pierna trasera, no se incline hacia atrás. Lleve hacia atrás toda la parte superior del cuerpo como si fuese un bloque único.

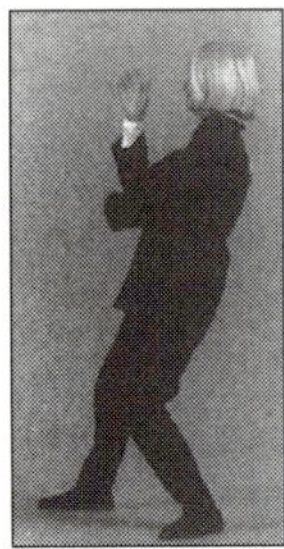

Error 5

Nunca guíe el movimiento con el hueso de la cadera. Mueva todo el bloque a la vez. Si una parte del cuerpo sobresale respecto del resto, relájese y proceda a un realineamiento.

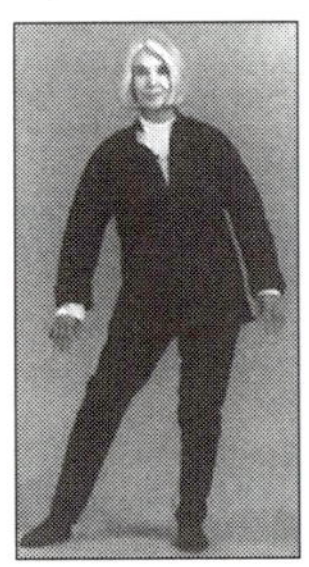

Error 6

Cuando se da un paso hacia adelante (con uno u otro pie), la tendencia es llevar el pie delantero junto al talón del pie trasero. En cambio, lo que debe hacerse es mover el cuerpo en una línea absolutamente recta de modo que entre los pies quede una distancia equivalente al ancho de los hombros una vez que se haya girado y llegado a la Postura 70/30.

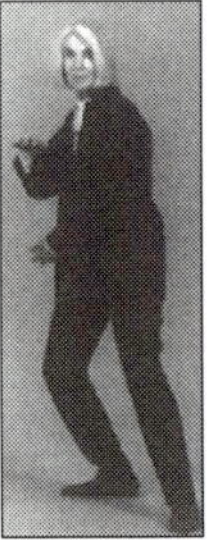

Error 7

Cuando se mueva, no deje que la cabeza se anticipe y vaya por delante del paso. La regla es: la nariz encima del ombligo.

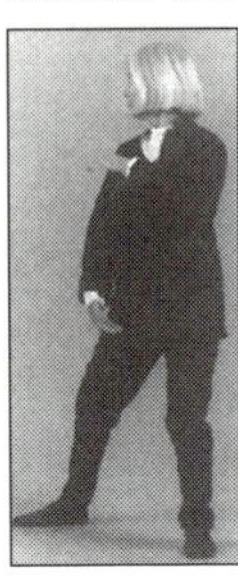

Error 8

Tenga cuidado de no guiar el movimiento con el pecho, lo cual le pondrá fuera de equilibrio.

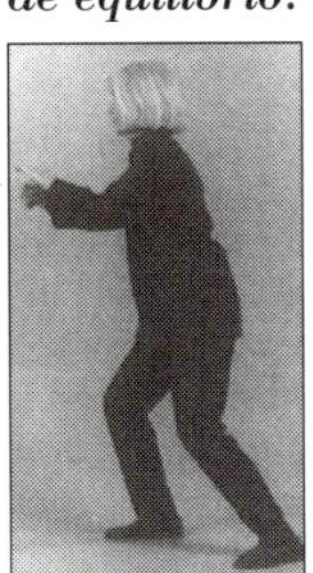

Error 9

No empuje hacia adelante guiando el movimiento con la rodilla. La rodilla no debería ir más allá de los dedos del pie.

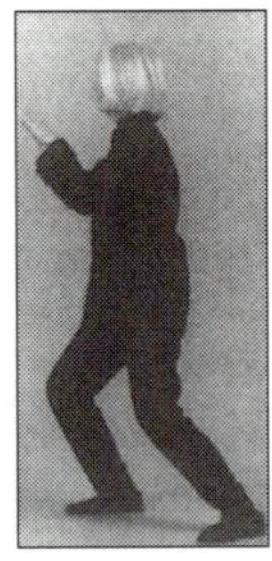

Error 10
Asegúrese de mantener ambas rodillas igualmente flexionadas. Nunca «trabe» las articulaciones de la rodilla.

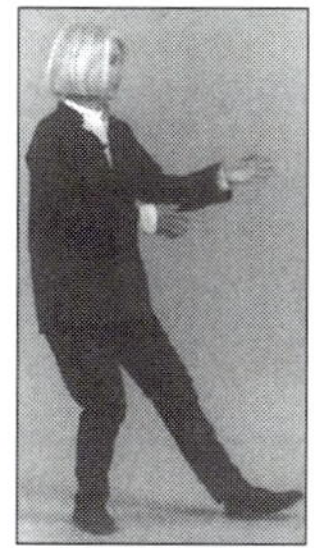

Error 11
Nunca «quiebre» en la muñeca. La forma desde los dedos de la mano hasta el codo siempre se mantiene como una línea continua.

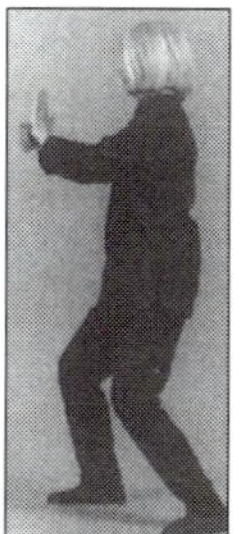

Error 12
Cuando esté mirando en dirección a un ángulo y desplazando uno u otro pie, asegúrese de no llevarlo demasiado lejos hacia adelante o perderá el equilibrio y tendrá que descargar el peso en la pierna antes de haber trasladado el 70 por ciento.

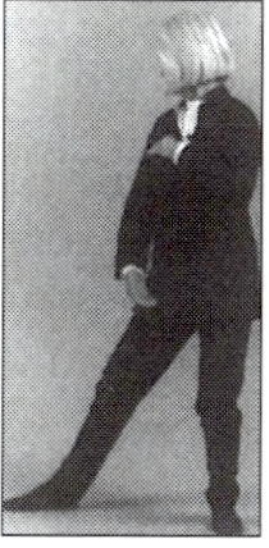

Unas palabras finales

Ahora que se ha familiarizado con el vocabulario del Tai Chi Ch'uan y con el modo en que los movimientos se unen uno al otro, a continuación se incluyen algunas ideas adicionales que conviene explorar con el propósito de profundizar la comprensión de esta disciplina.

Sugerimos probar lo siguiente:

1. De vez en cuando, haga la postura con un libro equilibrado sobre la cabeza. Esto le indicará si está verdaderamente alineado.

2. Practique cualquier parte de la postura que desee sin utilizar para nada los brazos y las manos. Mueva sólo la parte inferior del cuerpo. (Verá que todos los movimientos del brazo son iniciados por la pelvis.)

3. Trate de coordinar la respiración con los movimientos, aspirando cuando los brazos se mueven y espirando cuando los brazos vuelven a la posición inicial y usted se asienta en las piernas.

4. De vez en cuando siga el flujo de una música clásica suave mientras realiza los pasos. Esto suavizará los bordes de la postura.

5. Tome un principio cada vez –por ejemplo, dejar caer la rabadilla– y realice los distintos pasos de la postura asegurándose simplemente de que el sacro caiga en plomada hacia el suelo.

6. Durante la práctica, pero no mientras realiza la secuencia completa de los veinte pasos, mantenga una posición y compruebe los principios pertinentes: ¿La cabeza está erguida? ¿El pecho está plano y directamente encima de la pelvis? ¿La rabadilla cae hacia abajo?

7. Observe sus pensamientos íntimos mientras realiza los pa-

sos. ¿Su mente está vagando? Con calma, vuelva a llevar su conciencia hacia la sutileza y la complejidad del movimiento que está efectuando. (Desarrollará sus facultades de concentración mientras practica.)

8. Póngase de pie con la espalda contra una pared. Flexione las piernas en la ingle casi en un ángulo recto. Presione cada vértebra contra la pared, comenzando desde el cóccix y subiendo por la columna vertebral hasta la parte trasera de la cabeza. Esto fortalecerá la región lumbar y eliminará la tendencia de la columna a arquearse.

9. Póngase de pie junto a una mesa con el cuerpo en un alineamiento correcto y agárrase ligeramente con una mano. Luego levante un pie del suelo y mantenga esa posición tanto como pueda aguantar (por ejemplo, de uno a tres minutos). Después cambie de pie y equilibre sobre la otra pierna. Por último, haga el ejercicio sin cogerse de la mesa.

10. Siéntese con suavidad. Cierre los ojos. Comenzará a sentir un cosquilleo (para algunas personas, una sensación de calor) tal vez primero en las manos y en los brazos, y finalmente en cualquier parte del cuerpo en la que deposite su pensamiento. Ahora está en contacto con el *ch'i* que hay dentro de usted. Mientras experimenta más y más el *ch'i* que circula a través de su cuerpo, aprenderá a dirigirlo con su mente hasta que se confunda con el *tan-tien*. Por misterioso que parezca, el poder del *ch'i* se acumulará allí y con el tiempo usted será capaz de desplazar el *ch'i* hacia todas las partes del cuerpo a voluntad. Entonces, habrá entrado en una dimensión mayor de salud y fuerza.

No precipite la práctica del Tai Chi. Se cuenta una historia que el antiguo sabio chino Mencio relataba a sus discípulos. Mencio decía: «Dejad que la mente no olvide su objetivo, pero no permitáis que haya ningún esfuerzo artificial para ayudarle a crecer. No seáis como el hombre de Sung. Había un hombre en Sung que, preocupado porque su maíz no crecía, tiraba de los tallos. Cansado, el hombre se fue a su casa y dijo a su gente: "Estoy muy cansado. He ayudado al maíz a crecer". Cuando su hijo corrió a mirar las plantas, el maíz ya se había marchitado.»[1]

No puede forzar los resultados de la forma del Tai Chi. Su cuerpo tiene que atravesar el proceso de aflojamiento y flexibilización. Esto lleva tiempo. Al ganar agilidad, cobra fuerza. Con la fuerza alcanza el equilibrio fluido necesario para ejecutar los movimientos. Todo esto requiere más tiempo. Pero el proceso *es* el Tai Chi. Es un proceso interminable. Y desde el primer día de práctica verá y sentirá grandes cambios en su bienestar físico.

Cuando haya captado los principios, aplíquelos a su vida externa en su práctica diaria. Cuando camine, se ponga de pie, se siente, coja un tren y hable por teléfono, deje que este nuevo modo de ser sea sentido en todo su cuerpo en todas sus actividades. Esto a su vez favorecerá su desarrollo en la forma misma. No se sienta frustrado por ninguna torpeza inicial, ni tenga la sensación de que no avanza lo bastante rápido. Confíe en los Maestros: cada día estará profundizando la forma. Incluso como principiante, sentirá que el Tai Chi llega, afecta y guía a todos los aspectos de su vida.

Sea paciente, tenga perseverancia y disfrute este increíble regalo procedente del otro lado del mundo.

---

1. Wing-Tsit Chan, *A Source Book in Chinese Philosophy* (Princeton University Press, 1963), p. 63.

Forma breve del Tai Chi: primeras veinte posturas en secuencia continua

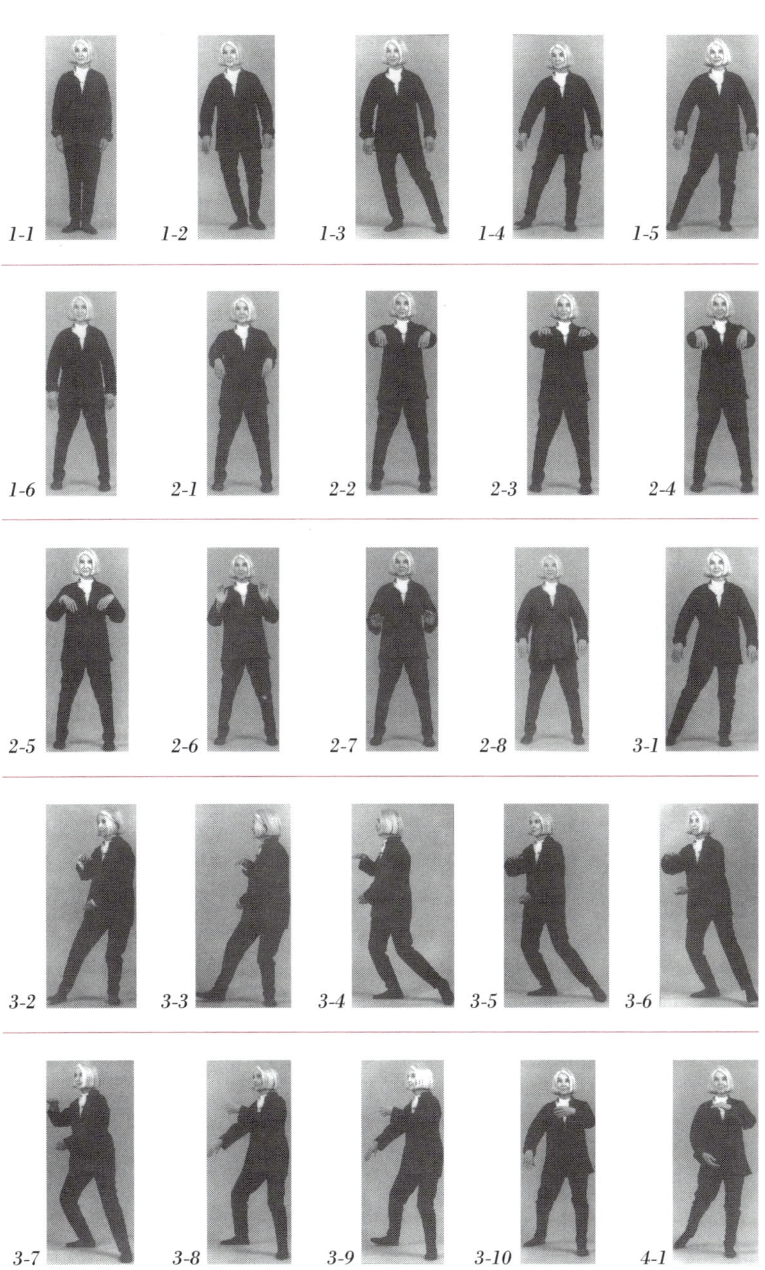

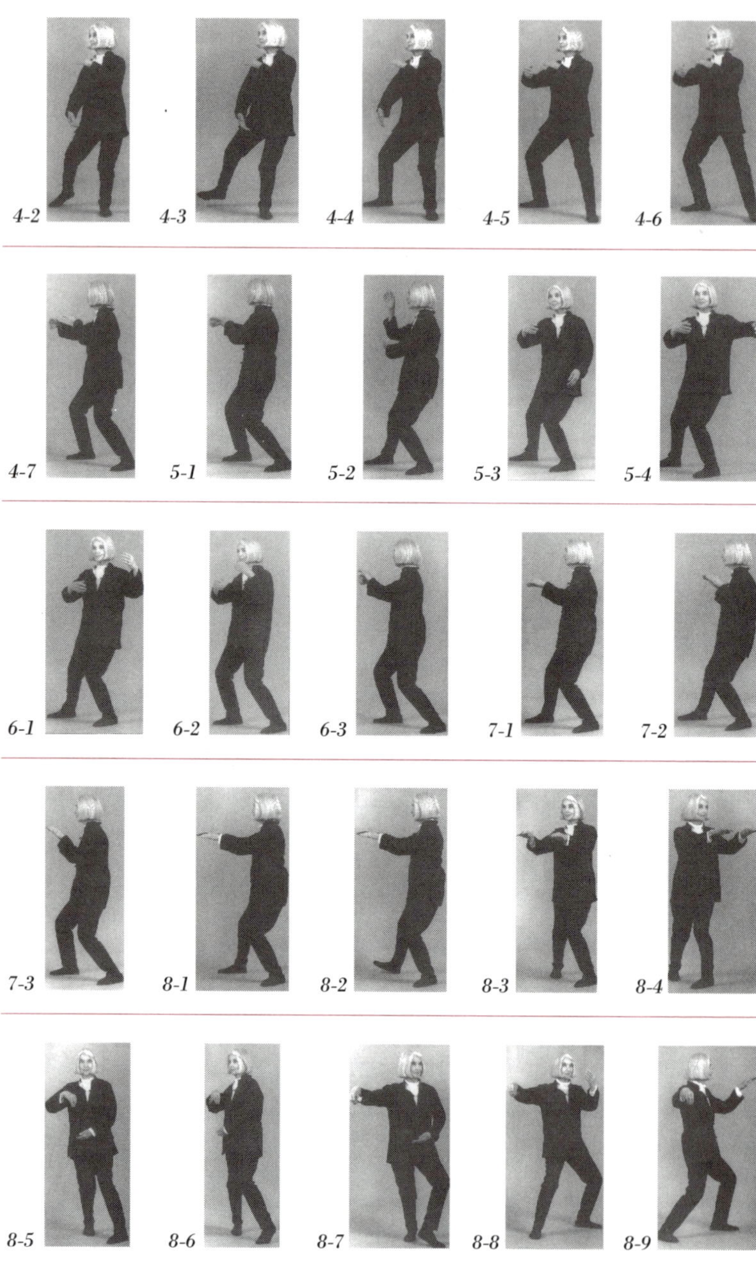

4-2
4-3
4-4
4-5
4-6
4-7
5-1
5-2
5-3
5-4
6-1
6-2
6-3
7-1
7-2
7-3
8-1
8-2
8-3
8-4
8-5
8-6
8-7
8-8
8-9

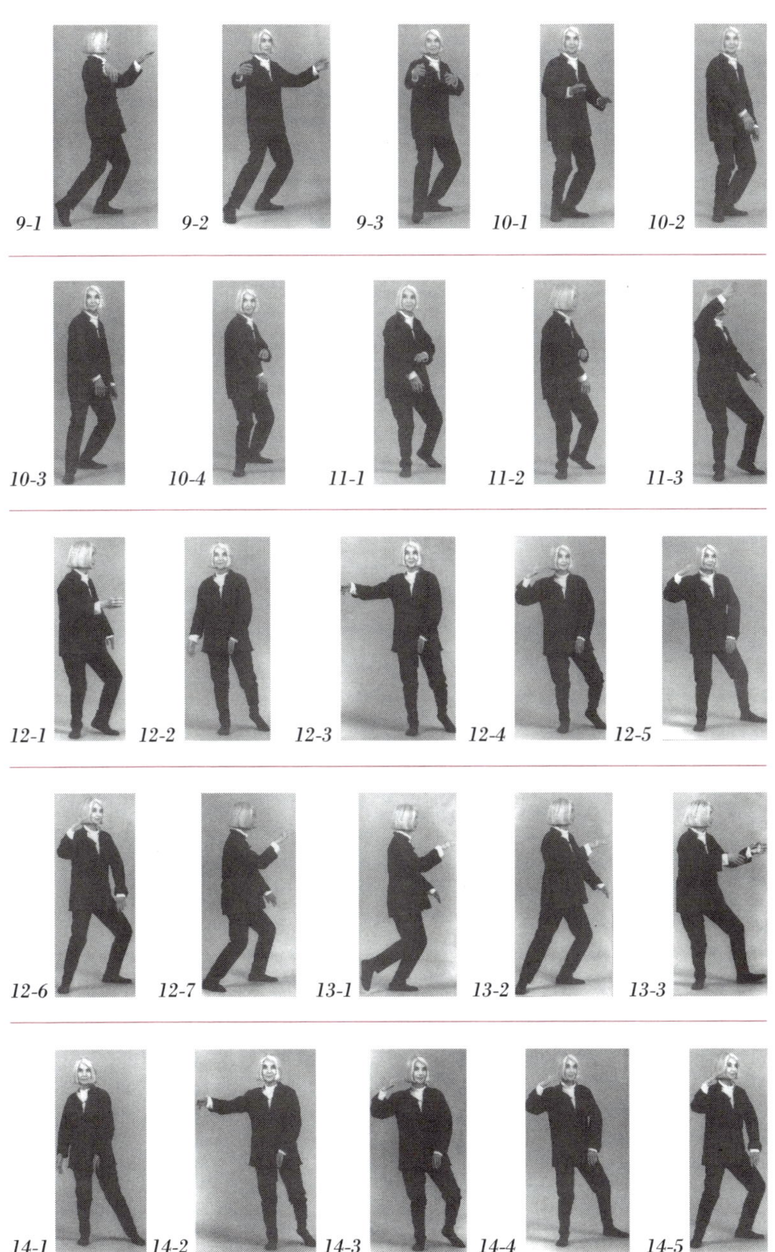

9-1
9-2
9-3
10-1
10-2
10-3
10-4
11-1
11-2
11-3
12-1
12-2
12-3
12-4
12-5
12-6
12-7
13-1
13-2
13-3
14-1
14-2
14-3
14-4
14-5

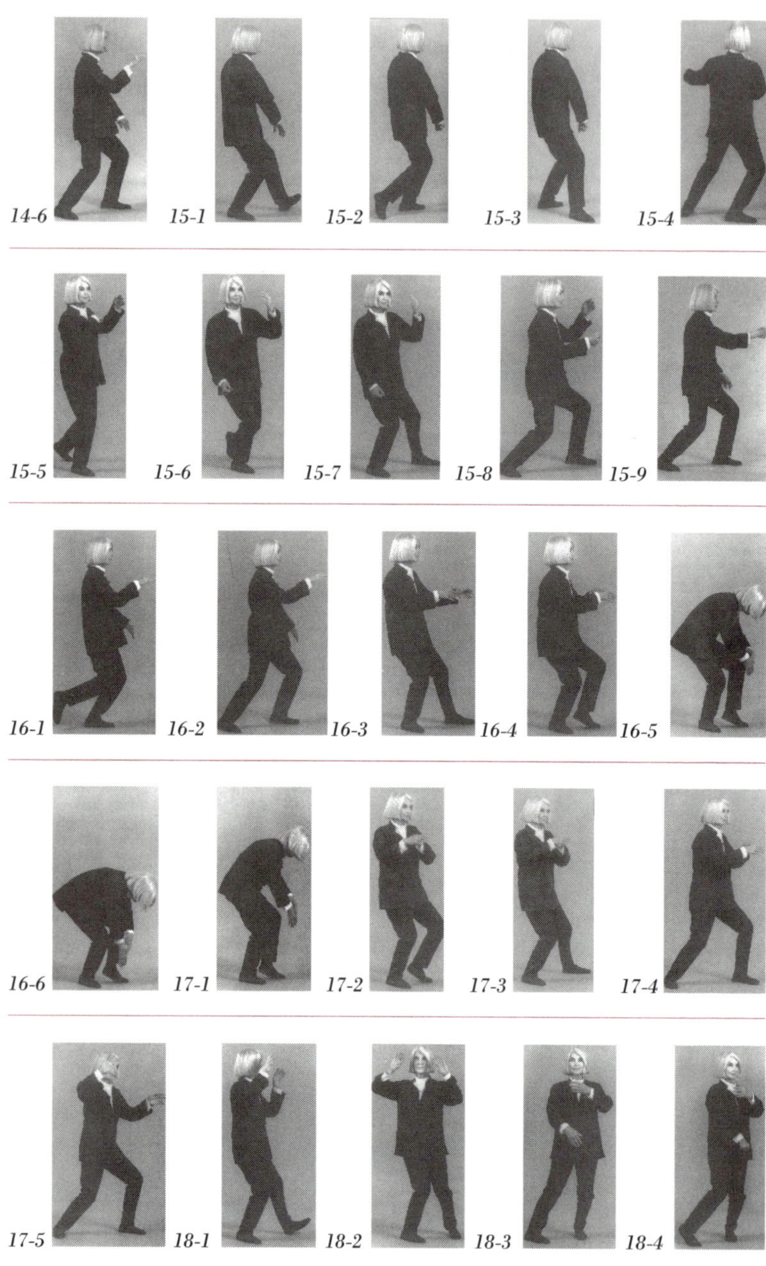

14-6 15-1 15-2 15-3 15-4

15-5 15-6 15-7 15-8 15-9

16-1 16-2 16-3 16-4 16-5

16-6 17-1 17-2 17-3 17-4

17-5 18-1 18-2 18-3 18-4

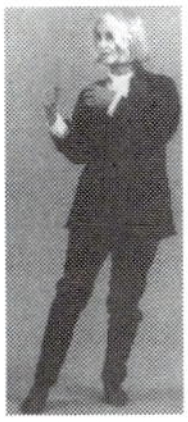

18-5 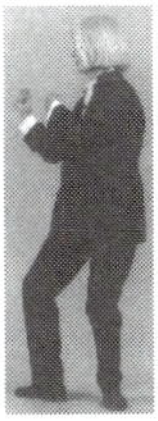   18-6 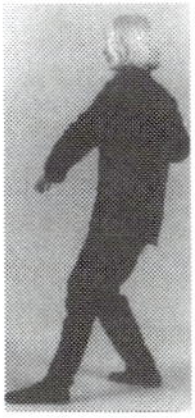   18-7 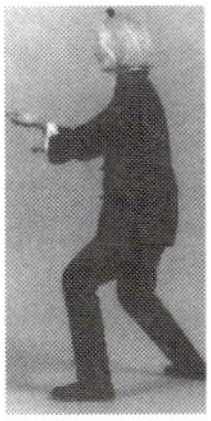   18-8 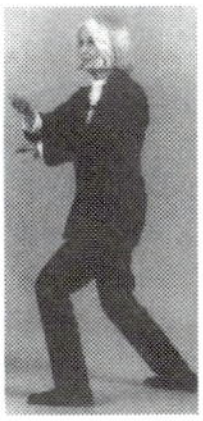   19-1

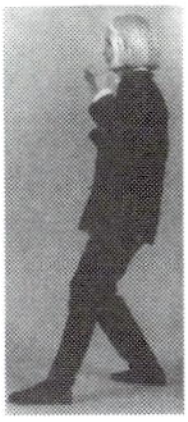

19-2 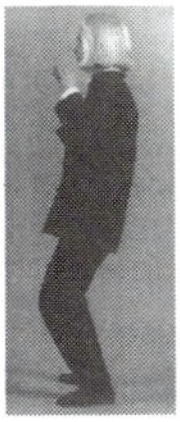   19-3 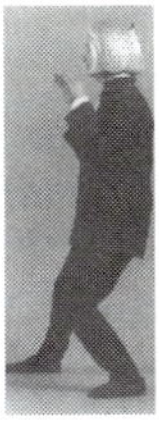   19-4 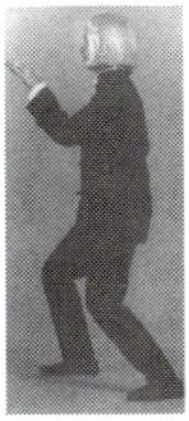   19-5 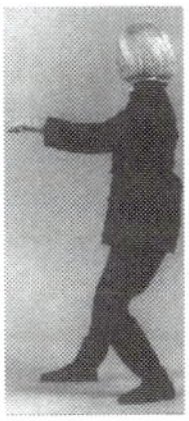   20-1

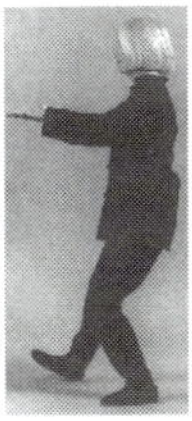

20-2 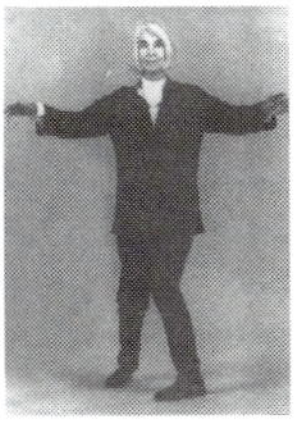   20-3 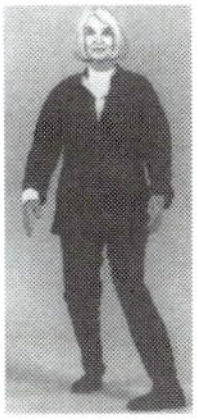   20-4 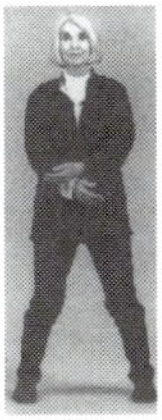   20-5 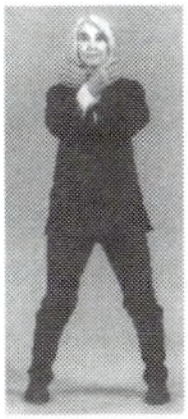   20-6

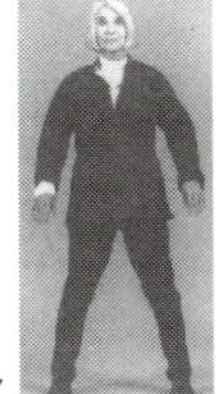

20-7

Bibliografía

Chen, William C. C. *Body Mechanics of Tai Chi Chuan*. William C. C. Chen, 1973.

Cheng Man-ch'ing y Robert W. Smith. *T'ai Chi*. Charles E. Tuttle Co., 1967.

Da Liu. *T'ai Chi Ch'uan & Meditation*. Schocken Books, 1986.

Delza, Sophia. *T'ai Chi Ch'uan* (Wu style). State University of New York Press, 1985.

Galante, Lawrence. *T'ai Chi*. Samuel Weiser, 1981.

Huang, Wen-Shan. *Fundamentals of T'ai Chi Ch'uan*. South Sky Book Co., 1973.

Kauz, Herman. *T'ai Chi Handbook*. Doubleday, 1974.

Klein, Bob. *Movements of Magic*. Newcastle Publishing Co., 1984.

Kostias, John. *The Essential Movements of T'ai Chi*. Paradigm Publications, 1989.

Lao-tzu. *El libro del Tao*. Alfaguara, 1995.

LaTourette, Kenneth Scott. *The Chinese – Their History and Culture*. Macmillan, 1962.

Lee Ying-arng. *Lee's Modified T'ai Chi for Health*. McLisa Enterprises, 1968.

Liao, Waysun. *T'ai Chi Classics*. Shambhala Publications, 1990.

Moyers, Bill. *Healing and the Mind*. Doubleday, 1993.

Sohn, Robert C. *Tao and T'ai Chi Kung*. Destiny Books, 1989.

Waley, Arthur. *The Way and Its Power*. Grove Press, 1958.

Wing-Tsit Chan. *A Source Book en Chinese Philosophy*. Princeton University Press, 1963.

Yang Jwing-Ming. *La raíz del Chi Kung chino*, Mirach, 1995.
Yang Ming-Shi. *Tai Chi Chuan for Health and Beauty*. Bunka Publishing Bureau, 1976.

Índice

LOS DOCE ERRORES MÁS COMUNES

UNAS PALABRAS FINALES

FORMA BREVE DEL TAI CHI:
PRIMERAS VEINTE POSTURAS EN SECUENCIA CONTINUA